不尴尬的养育
和孩子谈谈性

【意】安娜·奥利维利欧·费拉里斯 著 王晨彪 译

天津出版传媒集团

天津科学技术出版社

著作权合同登记号：图字02-2020-108

图书在版编目（CIP）数据

不尴尬的养育 ： 和孩子谈谈性 / （意）安娜·奥利
维利欧·费拉里斯著 ； 王晨彪译. -- 天津 ： 天津科学
技术出版社，2020.8
　　ISBN 978-7-5576-8243-9

Ⅰ. ①不… Ⅱ. ①安… ②王… Ⅲ. ①性教育—儿童
读物 Ⅳ. ①R167-49

中国版本图书馆CIP数据核字(2020)第113169号

不尴尬的养育 ： 和孩子谈谈性
BU GANGA DE YANGYU：HE HAIZI TANTAN XING
责任编辑：胡艳杰

出　　版：天津出版传媒集团
　　　　　天津科学技术出版社

地　　址：天津市西康路35号

邮　　编：300051

电　　话：(022) 23332695

网　　址：www.tjkjcbs.com.cn

发　　行：新华书店经销

印　　刷：天宇万达印刷有限公司

开本 880×1230　1/32　印张5.5　字数 100 000
2020年8月第1版第1次印刷
定价：42.00元

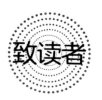

致读者

亲爱的读者朋友：

　　我们与意大利里佐利万有图书馆出版社（BUR）合作推出这一育儿系列图书，旨在为广大家长、教师及教育工作者提供一些工具，以便他们能更好地了解今天的孩子，以及孩子的人际关系和需求。

　　多年来，我一直从事儿童和青少年领域的心理治疗工作。在近十年中，越来越多的成人向我寻求帮助，他们感到越来越难以理解他们的下一代。当今社会的变化日新月异，今天的孩子早已不是二十年前的孩子了，甚至与十年前的孩子也有着很大的差别。所以，越来越多的成人发现他们已经无法简单套用自己青年时期记忆中的方法或者案例来理解今天的孩子。同样地，许多曾经对家长和老师有助益的书籍也正在变得不合时宜，那些过去屡试不爽的方法和案例也正在失去效用。

　　鉴于此，我们与BUR一起开展了与时俱进的研究工作。

我们既以读者的视角向意大利公众推荐国外的重要著作，又以出版商的眼光去发掘那些仍然具有现实意义的"经典之作"。最重要的是，我们还开展了相关研究，提出新的课题并在新的书籍中不断加以完善，其中的一些研究人员是童年期、青春期研究领域内最具影响力的专家。因此，这一整套作品以父母和教育工作者最迫切的需求为出发点，为他们每天都可能面对的难题提供符合实际的理论知识和具体翔实的解决方案。

我们开展这项工作的目的是：以尽可能详尽的方式向处于"认识和建设新家庭"这一重要历程的读者提供所需要的全部工具。

虽然，世界已经发生了翻天覆地的变化，我们的孩子是如此的与众不同，但是，始终保持不变的是，作为家长和教育工作者，我们在迎接孩子降生、陪伴其成长以及把他们养育成人的过程中，既承担无可推卸的责任，又享有无与伦比的喜悦。

对孩子来说，我们需要把自己改造成能够理解他们并为他们提供必要的支持的"新的父母或老师"。这便是我们推出这一育儿系列的使命所在。

——古斯塔沃·皮耶特罗波利·夏蒙

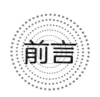

前言

四岁那年，卢倩娜问妈妈："婴儿是怎么诞生的？"

"你还小，这件事我现在还不能告诉你。"妈妈回答道。

"那我什么时候才能知道？"卢倩娜继续问道。

"等你再大一点。"

"再大一点，是要我等到几岁呢？"

"……七八岁吧……"

"等我七岁了，你就会告诉我吗？"

"是的，是的，我会告诉你的……"妈妈敷衍地说。

当她七岁时，卢倩娜对妈妈说："你还记得吗？你现在应该告诉我婴儿是怎么诞生的了。"

"啊，是吗？我真的不记得了……不管怎样，你还太小，这件事我现在还不能告诉你。"

如今，卢倩娜已经十一岁了，她已经完全懂得了关于出生的"秘密"，只不过她是通过别的途径了解到的。

究竟该由谁来为儿童和青少年提供正确的性教育呢？最

常见的答案当然是孩子的父母。从理论上讲，这个答案也是站得住脚的。然而，在现实生活中，许多父亲和母亲在面对此类让他们感到尴尬的问题时却选择了逃避。他们认为自己无法在合适的时间找到合适的词语来回答这些问题。每当发生未成年人的性侵害案件时，关于谁该来为孩子提供性教育的问题就成为学术界和媒体辩论的热门话题。性是个体发展的一个方面，涉及感官、社交、认知、情感、道德和情绪等诸多层面，因此，在孩子的成长过程中，应该引起我们足够的重视。

同时，越来越多的人认为，学校应该开设专门课程，并由专家专业、细致地教授身体、情感和相互尊重等方面的课程；无论如何，即便无法开设专门课程，每所学校都应该安排相关学科的教师或其他教育工作者开展这方面的工作。

也有人认为，性的启蒙教育应该从娃娃抓起，即在托儿所、幼儿园等机构就开设相关课程。幼教工作者可以在轻松的氛围中，用孩子的语言（而非复杂的术语），为他们讲述关于出生、怀孕、不同生理构造、爱等方面的内容。

其实，在幼儿园的日常生活中，人体构造是经常被谈论到的话题。关于人体构造的相关内容也已经列入了小学科学课的教学大纲。事实上，孩子对自己的身体抱有极大的好奇心。既然如此，我们为什么要在讨论性的话题时忽略它呢？

此外，在我们日常生活的许多场景里，比如，在电影预告片里，在电视真人秀中，在地铁或路边的广告牌上，我们都会看见一些暴露的人体画面。那么，当孩子开始关注外部世界，当这些画面闯入孩子视线的时候，我们能装作什么都没发生吗？这些画面是否有益于"教育"我们的孩子？成人是否有责任为他们提供解释，替他们进行评估，帮他们找对方向呢？毋庸置疑，答案只有一个：我们必须为此做好充分的准备，磨砺以须。

希望这本书能为大家开启一段学习和探索儿童和青少年性教育的旅程。

为了让这段旅程发挥应有的效用，首先需要读者朋友摆正自己的位置。本书所关注的话题很复杂，实际上，它并不仅仅局限于我们要去了解和引导的少年儿童这一群体，同时也了解我们自身的冲动、情感以及克服某些固有的偏见。

如果有人抱着窥探和猎奇的心思开启这段旅程，那么将是十分错误的。在这段旅程中，读者朋友首先要有谨慎、细致的态度以及洞若观火的能力。具体来讲，就是要做到应时而动、顺势而为，要注意方式、方法，要根据孩子的性格特点因材施教。

其次，对孩子要充满爱意，脸上要常挂笑容，不能轻视或贬低他们。不要忘记，虽然伴随我们成长的社会环境与今天相比有很大的不同，当时的环境使我们没这么早熟，更加保守，更倾向于隐藏我们对性这个话题的兴趣，但是，实际上今天的儿童和青少年在性方面遇到的许多问题与我们在这个年龄时所遇到的问题是相同的。

最后一个重要的要求是，要正确认知我们作为成人的责任，即做好自身的角色定位。为了避免在交流和互动的过程中带给孩子迷茫或伤害，成人应该为他们划出清楚的界限，告诉他们哪些事情是可以做的，哪些事情是可以承受的，以及哪些事情是不能做的。

这段旅程可能会引起我们许多反思，有时或许会突然改变我们原来的想法。也许在开启这段旅程之前，我们的脑子里就已经有一堆问题了。读者可能会问自己：在孩子们生长发育的过程中，成人应该在多大程度上本着自由和信任的态度，让孩子随着自身年龄的增长而自然地发展？又应该在多大程度上依据自己今昔的经验对其进行干预？这段旅程将尝试找出答案，并告诉我们：在面对孩子做出令人尴尬的行为时，成人应该如何进行干预；成人应该如何鼓励孩子平和地认识和接受自己的身体；以及成人应该在何时以及以何种方式同孩子们谈论性别的差异。每个成人都会思考如何以最佳的方式向孩子解释，过早的或无保护的性行为可能会引发的危害和风险。

作为父母或教育者，我们要找到一种适合自己的方式，与儿童和青少年对身体和情感的问题进行交流和互动。在继续阅读本书的过程中，每个人都会找到他认为最适合自己使用的语言。读者会明白，孩子的哪些行为应该被禁止以及以什么名义去跟孩子讲。最后，他们还会懂得，哪些事情只能由家长来面对，哪些事情可以委托他人去处理。

也许人们会觉得，在谈论性教育这个话题时，它的不确定性似乎比确定性更高。事实上，开展性教育并不是要给予儿童和青少年精准的指示、规则和约束，而是要帮助他们以积极的、自然的方式完成人生中的一段必经之路。

性是一个一体多面的话题。性和情感有其生物学意义上的一面，也有社会、文化和道德意义上的一面，且它们早已经交织在一起了。一个人的人际关系和成熟度应该与其日益增强的责任感和阅历相匹配。一个人的冲动和无意识行为常常与社会道德规范和理性相冲突。

尽管这一话题纷繁复杂，但问题的症结或许在于，正像我们自己所说的那样：一些成人爱管闲事而不讲信用，另一些人则懂得尊重他人，处事殷勤周到。这本书无疑是为后者准备的。他们将凭借自身精细而敏锐的知觉以及本书提供的一些有益指引从容地度过这段旅程，为儿童和青少年提供健康、正确、积极的性教育。

目录

幼年期

青春发育期

校园性教育

幼年期

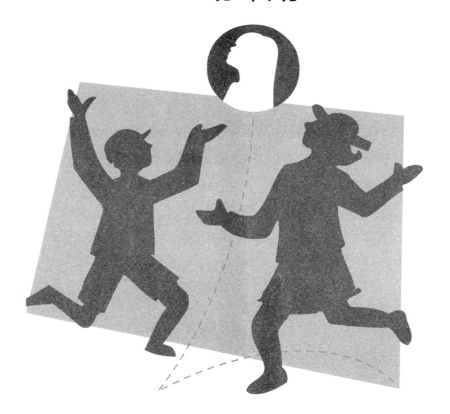

在我们的传统艺术作品中，儿童往往以非常美好的形象出现。例如，一些绘画作品中，常常会有一些胖乎乎的且看不出性别的小天使，在白色的云朵里玩耍、翻腾，他们面带微笑，身后生着一对柔软的翅膀。

　　真实的情况显然不是这样的。与天使不同，儿童的身体能够感知丰富的感觉和情感。这其中包括愉悦感，这是我们每个人从一出生就拥有的生命力量。对新生儿来说，身体的愉悦感常常被用来认知未知世界。这一过程是以一种非常简单而纯粹的方式进行的：如果触摸一个东西使他感到愉悦，他就会毫无畏惧地去接近这个东西；他可能也会迟疑，并反复去尝试和感知；如果感到疼痛、不适或身体发出其他预警信号，他就会后撤并远离那个东西。和惊讶、喜悦、恐惧、愤怒和痛苦一样，愉悦也是我们遗传基因中最基本的情感之一，在儿童的认知、生活和成长过程中发挥着不可或缺的作用。

　　如果儿童一开始就无法从触碰、抚摸、哺乳、拥抱或运动中获得愉悦感，那么他们今后可能会十分缺乏或完全丧失探索发现、开展事业和社会交往的动力，甚至对自己的生活失去兴趣。当然，我们都知道，儿童在生活中感知的不只是生理上的愉悦。

愉悦感还具有其他更为抽象化和情感化的内涵。例如，孩子对那些照料者充满爱意的感受，孩子在发现新的、有趣的事物时展现出来的乐趣，孩子在幼儿园里对小伙伴热烈的情感。

但是，孩子最初能感知的愉悦形式是生理上的，这与他们的身体密切相关。当一名新生儿表现出愉悦感时，就代表他受到了来自身体外部和内部组织器官的刺激。这些刺激在整个发育过程中会一直存在。

精神分析学之父西格蒙德·弗洛伊德称这种强大的生命力量为"爱欲"，并对研究生命早期发展阶段的生理愉悦做出了重要贡献。尽管在今天看来，他关于性发展阶段的理论（口唇阶段，0~18个月；肛门阶段，18个月~3岁；生殖器阶段，3~6岁；潜伏阶段，6~12岁；青春期生殖器阶段，12~18岁）有些过于简单化了，但它依然是开创性的理论。因为它从一个全新的和更现实主义的角度来看待孩子，而不是像以往那样，仅仅将他们视作清心寡欲的小天使。

儿童感知的生理上的愉悦感（一种更趋分散、更偏感官的愉悦）虽然不会抵消其他各种形式的愉悦感，且与成人或青少年的情欲无关，但是，它确确实实是从生命最初阶段就一直存在的一种冲动。这种冲动是个体成熟的前提条件。当青春期来临时，人体的激素才会显著增加，生殖器官会开始发育且趋于成熟。事实上，婴儿的体内也存在着少量的激素，正是这种化学物质调控着人的性欲或性冲动。

　　婴儿的生理的愉悦感体现了人类的自然属性，但它确实也是一个非常复杂的过程，或许是最复杂的。在儿童开展这一自我探索的过程中，以家长为代表的成人扮演着保护者和陪伴者的重要角色。在孩子的成长过程中，追求感官愉悦既不应被看作是一种禁忌甚至罪恶，也不宜被视作是其人生唯一的乐趣所在。在这件事上，成人需要兼具同理心和责任感，要时刻保持敏感和谨慎，既不该一味批判之，也不能一味放任之。

新生儿的身体与感觉

严格地说，尚处于母体中的胎儿已经能够感觉到愉悦了。在其成长发育的过程中，胎儿逐渐形成一个由感觉和"体验"组成的世界。这种早期的感觉和"体验"使得婴儿在出生后和接下来的数年中，能够分化出各种形式的愉悦感。比如，有的愉悦感是分散的，而有的则是某一特定部位的。

从孕期最后几个月开始，胎儿能够分辨出一些感觉，并通过反射方式移动四肢和身体，对一些触觉刺激做出反应。因此，当婴儿出生时，他已具有区分愉悦和不愉悦情形的能力。

比如，吸吮母亲或其他为婴儿哺乳的人乳头的体验是令人愉悦的。这一行为不仅能够满足婴儿的饥饿刺激，让他饱腹，还能使其感受到一种遍布全身的幸福感。同时，吸吮也会使婴儿感受到一种纯粹的感官愉悦（弗洛伊德称之为口唇愉悦）。此外，在哺乳期间，母亲爱抚、亲吻、拥抱和触摸婴儿也会令他感到愉悦。

新生儿在出生后的第一年里，除了能感觉到上述这些形式的愉悦感外，还会因肌肉紧张引起一些微小而短暂的骨盆运动，这也会给新生儿带来愉悦和放松的感觉。在0~3岁期间，婴儿阴茎或阴蒂的自发勃起会产生短暂的、积极的感觉。这种积极的感觉类似于当婴儿触及自己的生殖器时，或当照料他的人为他清洁生殖器和肛门时所产生的愉悦感。此外，吮吸手指可以自然地延长哺乳时婴儿吸吮乳头的愉悦感，具有镇静和安抚的作用。

对于从出生至学龄前这一阶段的儿童来说，与他人的身体接触是另一种带有安抚性质的感官愉悦的形式。对小孩子来说，他们既喜欢又需要拥抱和爱。小孩子都喜欢坐在成人的膝盖上，接受来自成人的疼爱和认可，被他们亲吻和爱抚。

然而，并非所有孩子都会表现出这种想要与成人进行身体接触的需求，实际上，许多孩子并不喜欢来自父母或其他至亲以外的成人的亲昵动作。这取决于孩子的年龄（几乎所有6~12个月的婴儿都对陌生人保持警惕），部分取决于个体性格，部分还取决于孩子对不同成人的接触频率和信任感。

尽管听上去有些奇怪，但排便的行为会引起婴儿轻微的愉悦感（也可以称作是一种形式的缓解）。以此类推，粪便在体内滞存同样会产生身体上的感觉（紧张、瘙痒、焦虑），这些身体上的感觉可能也与愉悦感有关。也许并非巧合，弗洛伊德将婴儿定义为"多形性反常"，即能够以多种形式（口腔、肛门、生殖器等）获得愉悦感。

然而，儿童常会把位于这些特定区域的愉悦感同身体其他区域——通过挠痒、按摩或彼此触摸、抚摸等行为——产生的感觉相混淆。最初，这些特定区域的愉悦感尚处于萌芽状态，不会伴有幻想和记忆，亦不受幻想和记忆影响。激素不会在这一阶段上升并发挥作用。只有到了青春期，体内激素的含量才会显著上升，孩子才进入性欲成熟阶段，会产生更稳定、更频繁、更明显的性欲。

性欲发展是一个循序渐进的进程。对不同个体来说，这一进程（包括其持续时间的长短）不尽相同。这是由于个体之间差异巨大，他们的经历各不相同，年龄长幼有别，所处的状态也不一样。因此，某个个体在他性欲发展的某一特定阶段呈现的特点，完全可能存在于另一个个体性欲发展的前一个阶段。反之亦然。这是很正常的事情。

愉悦感和好奇心

汉斯："妈妈你也有生殖器吗？"

妈妈："当然有了。你为什么这么问？"

汉斯："我只是突然想到而已。"

这是弗洛伊德在一个世纪前记录的一个3岁孩子的问题和思索。今天，这些问题和思索依然存在于每一个孩子的心中。

在2~3岁时，儿童开始觉察到自己和成人、男人和女人的身体是不一样的。也正是在这个时候，他们对性产生了好奇。

在这个年龄段，他们开始探索自己和其他人在身体上的不同之处。因为儿童的这种好奇心是完全自发的，所以我们应该正面看待它。它展现了儿童对未知世界单纯的好奇心。儿童通过观察、触摸和体验来了解周围的环境。从这个角度来看，身体与他们在日常生活中所遇到的其他事物是一样的。

2~6 岁的孩子开始想了解包括生殖器官在内的各种人体器官以及它们的功能。孩子们首先会对自己的身体产生兴趣，然后会对男性和女性的身体差异感到好奇。在三四岁时，随着自己好奇心和语言能力的显著提升，他们会提出越来越多的具体问题。比如，"为什么男人和女人长得不一样？""为什么他有小豌豆①，而我却没有？""妈妈，你是怎么小便的？""妈妈，为什么我没有像你那样的乳房？"

大约也是在这一年龄段，孩子会提出关于生育的问题。比如，"宝宝是从哪里来的？""他 / 她出生前在哪里？""为什么那位女士有这么大的肚子？""宝宝是从哪个洞里出来的？"这样的问题不胜枚举。

在这个阶段，孩子们展露自己的生殖器不会有太大问题。他们想看别人的生殖器同样也是很正常的事情。但是，他们很快就会明白，成人在这些问题上是有所保留、不愿多谈的，虽然他们并不完全了解成人这样做的原因。事实证明，他们的好奇心越是得不到满足，就越会去挑战成人。比如，他们可能会在屋子里光着身子四处乱走，或者肆无忌惮地使用含有各种身体器官和功能的语言。

强烈的求知欲是驱使这一年龄段的孩子不断地提出各式各样问题的原因。

通常而言，这些问题的提出要么是完全自发的，要么

---

① 小豌豆：意大利人对男童生殖器官的昵称。

是与小伙伴聊天，或者偶然听到的对话，再或者从电视上看到的场景所引发的。但无论如何，这些问题都体现了孩子对未知世界强烈的好奇心。正是这种好奇心促使孩子不断地成长，因此，它必须得到满足。

一些孩子非常敏感和细腻，他们比成人想象的更容易感知事物，并且经常通过观察和感受周围发生的事情，进行反思并提出问题。有时，孩子之所以会提出某些问题，是因为成人忽视或不注意他们的某种焦虑感。比如，"生殖器官是会一直有，还是会消失？""我的小豌豆会消失吗？""在成长的过程中，我的身体会发生哪些变化？""我的小豌豆/乳房也会长大吗？""从爸爸妈妈的房间里传出的奇怪叫声是什么？"

然而，成人常常会觉得孩子的某些问题令人尴尬或无所适从，他们不愿过多谈论，甚至拒绝回答那些问题。最终，孩子的疑问会一直存在。这样一来，孩子经常会自己臆想出一些答案，进而构建一套自己深信不疑的秘密理论。

6岁孩子的求知欲愈加旺盛。在许多情况下，正如我们所说的那样，他们发现成人在面对他们提出的问题时，不太愿意回答甚至有些羞于启齿。所以，他们觉得没有必要坚持向成人提问。同时，为了满足自己的求知欲，他们转而向同龄人讨教。所以，处于这一年龄段的孩子会增加与同龄人之间的接触和交流。他们观察小朋友如何小便，和小朋友一起玩看医生的游戏，还不厌其烦地学说"下流""这个不能说"等词句。这时，一些适合孩子年龄且带有解释性插图的绘本将给父母和老师帮上大忙。他们可以借此从容地回答孩子那些关于身体构造差异和生育方面的基本问题。

孩子之所以提出这些问题，首先是为了满足自己求知的需求，其次是为了得到心理上的慰藉。

鉴于此，成人必须以积极的态度看待这些问题。

对7~10岁的孩子来说，他们所提出的关于自己和他人身体构造的问题开始展现出理性的一面，尽管这时还不能完全排除感性的因素。比如，他们会问："小豌豆是用来撒尿的，可小球球①是用来干什么的呢？"这个年龄段的孩子能够从书籍和互联网上寻找问题的答案，但他们更愿意和同学——而不是成人——去讨论此类话题。那些"专家"同学所提供的信息，有时或许是准确的，有时是臆想出来的，但也有一些信息是令人担忧的。那些曾被成人拒绝谈论与性相关话题的孩子可能会对学校开展的生理教育课产生误解。有的孩子会和他的同学说："他们会要求男生和女生都脱光衣服。"另一位同学可能会煞有介事地说："这课比地理课还要无聊。"

对11~13岁的孩子来说，无论是男孩还是女孩，他们都想更多地了解关于男性和女性的身体构造以及自己和异性的身体的详细知识。他们开始对身边的异性产生兴趣，这一点对女孩来说尤其如此，因为她们的身体发育早于同龄的男孩。此外，他们也开始对年长一些的青少年产生充满爱意的行为，甚至对性行为产生好奇心，但他们并不懂得区分哪些

① 小球球：意大利人对男童生殖器官的昵称。

是正常的，哪些是出格的。**伴随着身体发育的日渐成熟，男孩和女孩之间的差异变得更加明显，他们也越来越关注这些差异。**在这个阶段，特别是当孩子看到男女拥抱的场景时，他们的好奇心和愉悦感是同时存在且相互交织的。

这种想去了解但又无从了解的状态使处于青春期前期的孩子倍感孤独。和父母谈论关于性的话题，不仅会令人尴尬，而且还可能十分危险。父母可能会采取质问的语气向他们刨根问底，给他们划定红线，对他们施加压力。然而，对这些即将跨入青春期、生长发育旺盛的孩子来说，他们最需要的是成人的鼓励和引导。此时此刻，同性的朋友成了他们最值得信赖，并能共同经历成长之变的好伙伴。他们进入了一个对自己的身份定位和外在特点进行深刻反思的阶段。他们的智识和道德判断力都有了较大提高。在这一阶段，他们有了新的兴趣点，这些兴趣点不仅存在于性，还存在于智识、道德以及感情方面。

如何与孩子谈论性

这种针对各年龄段的孩子进行的初步"扫描"，为我们描绘出了一幅完整的成长图像，这为我们继续后续旅程提供了重要的参考。在讨论有关青春期前期和青春期的话题之前，我们首先需要关注其他一些涉及孩子情感成长和教育的重要问题。当我们继续这段旅程时，还必须思考如何扮演好我们自己的角色。尤其是，当面对他们的提问时，我们应该以合适的方式给出恰当的答案。为了满足他们的好奇心，我们给出的答案应当符合他们的年龄段和既有的知识储备，同时要使用生活化的语言。

从本节开始，我们在不同章节的后面设置了与此节内容相关的卡片。这些卡片呈现的都是孩子可能会提出的"典型问题"。当然，孩子提出问题的方式可能各不相同。有时，尽管孩子并没有向父母提问，但是当父母觉得已经到了一个合适的时候，他们就可以主动地与孩子就特定问题进行讨论。总而言之，只要时机合适，我们就可以以直接的、简单的和非正式的方式与孩子讨论各种话题。但重要的是，在这一过程中，成人要让孩子知道他们愿意满足孩子的好奇心以及愿意同他们进行对话。

孩子对知识的吸收犹如海绵吸水。他们探索世界的过程，也是一个为他们体验过的真实事物、经历过的真实感受正名的过程。

同样的，在性的方面，他们也需要为相关的事物和体验正名。

一般来说，无论孩子几岁，无论他们提出了什么样的问题，作为家长，我们都要极力避免"这些事与你无关""闭嘴！"之类的回答。这些干巴巴的词句将会使亲子之间的对话无法再进行下去。我们应该摒弃那些把性话题视作罪恶和禁忌的旧观念，反而应该借此机会对孩子说："这些是关于生命的话题，你可以随时谈论它"，以此来表明我们愿意谈论这些话题。如果有时我们因为孩子的某些提问感到尴尬，或者因为一些童言让自己感到羞愧或让旁人感觉不舒服，那么我们可以暂时不做答复，而只需要告诉孩子："待会儿再讨论"。

有的父母可能无法接受自己的孩子在谈论某些话题时使用的方式。比如，当孩子说出一个粗俗的词语时，我们会要求孩子用一个更恰当的词来代替它。需要注意的是，我们要让孩子明白，他仍然可以自由地提出任何问题，只是不能使用粗俗的语言罢了。只有这样，一旦他从同学或其他人那里得到了被曲解的信息时，他才会向他的父母或其他值得信赖的家人讨教。

考虑到孩子的大脑正在不断地发育成熟之中，我们在向孩子解答性方面的问题时，必须要保持高度敏感。非常重要的一点是，我们要意识到，说真话、讲真事并不意味着向孩子揭示事实的全部或向他们描述儿童不宜的细节。我们也不应该向孩子们灌输长篇大论。

在孩子成长的过程中，同样的问题会反复出现。我们应根据孩子的年龄和个性特点，逐步地向他们提供越来越详细的和精准的解释。比如，我们用一幅画着两颗小种子的插图，向3~6岁的孩子解释何谓"受孕"已经绰绰有余了。对这个年龄段的孩子来说，最重要的是得到来自父母的慰藉。如果是向年龄再大一些的孩子解释这一问题，我们所使用的词语将会有所不同。除了年龄之外，这也与孩子自身的发育成熟度以及他在家庭中的身份有关。比如，二胎或三胎的孩子通常比头胎孩子更早提出相关问题，或许他们能从自己的哥哥姐姐那里得到信息。

总而言之，随着孩子的不断成长，我们与他们交流时使用的语言也需要与时俱进。

本书在有关章节后设置了一系列的模拟问答卡片，旨在向读者朋友提供如何与子女开展对话的范例和一般性的指导意见。这些卡片不可能穷尽所有的情况，也不尽是放之四海而皆准的金科玉律。

成人在与孩子对话时"说什么"和"怎么说"，除了会出现在若干卡片之中，还会在各章节正文中做详细阐述。本书虽然将孩子划分为不同的年龄段进行讲解，但这并不意味着我们可以简单地、僵化地套用到我们自己孩子的身上。家长和老师在处理具体问题时，可以根据实际情况，完全自主地决定是否需要干预，何时干预，如何干预。

在养育子女、教育学生的过程中，家长和老师不能因循守旧，要随机应变。有的时候，他们可以根据孩子的提问，直接给出答案；有的时候，他们需要进行深入思考之后，才能采取进一步的措施；有的时候，他们要针对孩子谈论的话题、看到的现象，给出一个明确的解释或引导。

对父母和老师来说，还有一项重要的工作就是要根据孩子不同的需求及性格特点，采用不同的语言风格与她们进行对话。书中的卡片板块所呈现的语言风格只是一种示例。家长应该采用家庭生活中经常使用的语言，如一些方言、口头禅或一些带有虚构、玩笑成分的语言。对孩子来说，如果我们能使用他们从小就听惯了的词语，将会使对话变得更加自然。

最后，还有一条锦囊妙计，就是直接向孩子询问某些词语或图像对他们意味着什么。通过他们的回答，我们就可以判断出他们对某个问题了解的程度以及掌握的概念是否准确。

! 提问与回答

身 体

问：女孩也有跟男孩一样的小豌豆吗？

答：（对两三岁以上的孩子）女孩没有小豌豆，但她们有小土豆片，而且她们的身体里还有子宫，只是大家看不见它而已。

问：为什么我没有小豌豆，为什么我不能像弟弟那样站着小便？

答：（对两三岁以上的孩子）你是一个女孩，你没有小豌豆，但你有小土豆片。弟弟用小豌豆小便，而你用小土豆片小便。

【切忌使用否定性语言，避免让女孩认为自己比男孩缺少了某种东西。较好的办法是描述女孩和男孩的不同之处，即男孩有这个，而女孩有那个。（详见后续章节）】

问：为什么有男人和女人？

答：（对四五岁以上的孩子）因为有了男人和女人，才能生宝宝呀。

答：（对6~8岁的孩子）几乎所有的动物都需要雄性和雌性结合，才能生育后代。这是保证生殖繁衍、物种延续的自然法则。这也解释了为什么男性和女性在外形构造上有所不同，这就是为了能够从整个种群中辨认出异性的个体。

【家长可以举一些动物界二态性较高的例子。比如，雄孔雀和雌孔雀，雄狮和母狮，男人和女人。】

问：为什么那位女士有那么大的肚子？

答：（对四五岁以上的孩子）因为她的肚子里有一个胎儿，他正在成长，等到有一天，他会出生。在你出生之前，你也在妈妈的肚子里待了10个月。那时，你藏在一个特别的袋子里，你在那里一天天长大。

问：弟弟在你的肚子里会挠你痒痒吗？

答：在头4个月里，我什么感觉也没有。接着，他开始时不时地动一下。这是一种非常轻微且令人愉快的感觉，因为这说明肚子里的宝宝一切安好，正在茁壮成长。

问：那个袋子叫什么？

答：它叫子宫。

生　育

问：那我是怎么生出来的呢？

答：（对四五岁的孩子）你在妈妈肚子里待了10个月之后，就从一个小洞洞里钻了出来。那个小洞洞就在女人两条腿之间的位置。所有的婴儿都是这样生出来的，很多动物的小宝宝也是这样出生的。

【必须使孩子明白分娩是一件很正常和自然的事情，妈妈之所以要去医院，不是因为得了一种疾病或经历了一场意外。】

问：婴儿是从哪里进入妈妈的肚子的呢？

答：（对四五岁的孩子）爸爸妈妈相互爱着对方。有一天，爸爸把一粒生命种子放进了妈妈的肚子里，而妈妈的肚子里原本就有另外一粒种子。于是，两粒种子相遇了，它们变成了一颗小蛋，10个月之后，小蛋就变成了一个即将出生的婴儿。

【从一开始，我们就要让孩子了解父亲在生育中所扮演的角色，要让他们知道，生宝宝不是妈妈一个人就能完成的。】

问：但是，为什么妈妈需要去医院生宝宝呢？

答：（对4~8岁的孩子）在怀孕10个月，宝宝即将诞生的时候，妈妈需要去医院的产科生宝宝。在那里会有一位医生帮助妈妈生宝宝。而爸爸可以在边上陪着妈妈。

男女生殖器官大不同

一些尚无明确答案的问题经常会将父母和老师带入歧途，甚至长期以来，许多学者和心理治疗师也被这些问题误导。因此，理清这些问题会是十分有益的。如前所述，精神分析学家西格蒙德·弗洛伊德首次对"婴儿的性"这一曾被视作禁忌的课题进行了研究。他在自己广为流传的研究理论中表达了这样一种观点：没有男性生殖器官的女孩会感到自己是残缺不全的，并产生阴茎嫉妒情结。这种嫉妒情结会一直存续多年，甚至伴随她们进入成年期。

在过去的一个世纪里，弗洛伊德的阴茎嫉妒理论引起了各界的广泛争论，相关论文、著作层出不穷，其中既有支持者，也不乏批评者。但实际上，正如精神分析学家玛丽亚·托罗克已经证明的那样，阴茎嫉妒理论在很大程度上应归因于这样一个事实：在婴儿时期，女孩的生殖器官常常未像男孩的生殖器官那样被恰当地正名和评价。这是因为男孩的生殖器官不仅是外置的、可视的，而且在排尿时，需要用手去把控。所以，它不易被人忽视和否定。然而，女孩的生殖器官不那么容易被察觉，甚至很多时候还被混淆了。成人对性话题的禁忌导致了男孩和女孩完全忽视了子宫和阴道的存在。很多时候，他们甚至认为婴儿是从母亲的肚脐里生出来的。这也是为什么许多女孩会在无意识的状态下把自己的肚脐等同于男孩的阴茎。

因此，如果我们希望女孩在男性面前不再感到残缺不全，并对自己的身体感到满意和自豪，那么，母亲就应该帮助自己的女儿为其生殖器官正名，像谈论其他人体器官一样谈论它们。与此同时，母亲还应对女儿在成长过程中直接或间接的提问给予恰如其分的回应。这些提问经常出现在两岁半至七岁之间。如果母亲没有向女儿解释她的身体内有一些特别的东西——尽管它是不可见的，那么，她的女儿就有可能对其他人拥有而自己没有的东西——男性生殖器官——产生嫉妒感。这种嫉妒感的影响不仅局限于性的层面，还会扩展到更广泛的社会层面。因此，我们必须避免孩子在婴儿时期无意识的状态下形成的这种危险而不易察觉的残缺感。

从两岁半开始，母亲就需要向女孩解释，男孩的生殖器官是长在体外的，而她的长在体内。即使人们看不见它，但这也是她身体上非常重要的一个组成部分，因为可以用它生宝宝。当然不可以马上就生宝宝，要等她长大之后，她才会有一个伴侣，并跟他组建家庭，然后才可以生宝宝。母亲也可以在纸上画一幅简图，标出子宫在肚子里的位置，或者也可以使用书本中的相关插图。这种以简单明了、符合孩子年龄的方式向孩子做出解释，既可以让女孩感到安心和舒适，也有利于她保持与自己身体的和平关系，即她们不会认为自己比男性身体少了什么东西。

这样，进入幼儿园之后，一个早已知晓自己身体构造的女孩便能够泰然自若地同她的男性同学进行交流。因为她已经知道，虽然他们有小豌豆，但她有小土豆片和子宫。

俄狄浦斯情结与家庭关系

对孩子来说，3~6岁是一个关键的发展期。在此期间，孩子不仅要面对两性之间的差异，还要应付亲代之间的区别。尽管孩子可能已经与父母建立了强烈的依恋关系，但是，他们有可能会渴望与父母中的一方建立更亲密的情感联系，甚至幻想有一天能独占他或她。比如：一名9岁的女童曾宣称："我长大后，我会嫁给我的爸爸！"一名6岁的男童突发奇想地说："爸爸走了之后，我就能单独和妈妈在一起了。"

这其实是儿童的婚姻敏感期的正常心理。经过长期的教育，我们成年人早已知道了这种禁忌，并理所当然地认为这是不被允许的，但对一个3~6岁的孩子来说，他们尚未形成这种意识。孩子爱他们的父母，接受着来自他们的拥抱、亲吻和爱抚，在日常生活中，孩子常常看见自己的父母同睡在一张床上。对孩子来说，这些其实就代表了家庭和爱的概念。因此，一个男孩很容易会认为，因为自己很爱妈妈，所以有一天，他将能够娶妈妈以取代他的爸爸。同样地，一个女孩也会觉得自己可以变成爸爸的妻子，并获得妈妈所拥有的所有特权。

孩子对父母的感情往往是矛盾的，这体现在两个方面：既有爱的一面，也有敌意的一面。当孩子与异性家长处于一种高度默契、亲密无间的时刻，他们就可能会将同性别的家长视为自己的竞争对手，甚至是充满敌意的对象。

西格蒙德·弗洛伊德将这种孩子寻求与异性家长建立亲密联结的心理倾向定义为正俄狄浦斯情结。

在其"相反"形式（负俄狄浦斯情结）中，情况出现颠倒，孩子被同性家长所吸引，而视异性家长为竞争对手。然而，在大多数情况下，父母双方都会成为孩子展示爱意和敌意的对象，只是它们的程度各不相同，且不断变化。

当然，人们也许会问，为什么弗洛伊德会使用这个奇怪的名称——俄狄浦斯情结——来描述处于这一发展阶段的孩子对其父母所展现的爱、敌意和竞争的心理倾向？事实上，这位精神分析学家使用的名称源于一则经典的神话故事：俄狄浦斯是希腊文学作品中的一个人物。他在自己出生后不久就被双亲遗弃，并且对自己的王室血统一无所知。后来，长大成人的俄狄浦斯回到他的出生地——忒拜城，在那里他杀死了拉伊俄斯国王，并娶了伊俄卡斯忒王后。然而，他并不知晓这二人就是他的生身父母。若干年之后，俄狄浦斯才知道自己一错再错，犯下了弑父娶母这等不可饶恕的大罪。震惊不已的伊俄卡斯忒羞愧地上吊自杀，而同样悲愤不已的俄狄浦斯为示惩戒，挖去了自己眼睛。这则神话故事很好地讲述了孩子的欲望，以及与这种禁忌欲望相关的所有情感（爱、敌意、恐惧、竞争、内疚）。同时，故事也警示世人，乱伦行为注定会给人们的生活带来灾难。

"情结"（complesso）一词从字面上理解，即与孩子在这一发展阶段相关的、相互交织联结的心理内容聚集到一起形成的心理状态。这些心理内容包括幻想、欲望、焦虑、内心冲突和相关防御机制。"小俄狄浦斯"会发现自己身处一个由妈妈、爸爸和自己组成的家庭三角体系之中。在这个三角体系中，有些事情可以做，但有些事情会被禁止。在我们的文化传承中，乱伦一直是被禁止的，我们不可以和与自己有血缘关系的至亲发生性亲密行为。因此，孩子既要处理好内心情感与文化禁忌之间的冲突，又要排遣自己在有意识和无意识状态下因一系列幻想而引发的焦虑情绪。

当孩子意识到，他的父母早在他出生之前就已经建立了亲密的依恋关系，并且他们中的任何一方都不愿放弃另一方，孩子便会放弃俄狄浦斯式的爱意或敌意，并开始与自己的家长——通常是同性家长加强亲密关系。唯有这样，俄狄浦斯情结才能被克服。

至此，孩子已将禁忌内化于心，他不会再对俄狄浦斯情结充满幻想，而希望能成为像他们一样的人。

"小俄狄浦斯"现在意识到自己只是一个孩子，在长成像父母一样大的成人之前，他不能做父母所做的所有事情。

然而，并非所有的孩子都会遵循这一路径发展。一方面是因为，有的孩子实际上对父母其中一方的敌意和嫉妒并不明显；另一方面，某些家长的言行可能会直接影响到孩子能够顺利度过这一特殊阶段。有时，母亲或父亲对孩子满怀热情与爱意，但他们的语言和态度却无法满足孩子的无意识欲望。

有时，情况正好相反，父母会以明示或暗示的方式，让孩子去占有他（她）所喜欢的一方父母。比如，与孩子做一些情侣式的亲密动作。除了身体接触之外，某些父母在心理层面会将孩子视作自己的"情人"。这类强入式的关系会导致孩子情感角色错位。随着时间的推移，这种心理会变得越来越严重并形成排他性，这会导致孩子在进入青春期以后难以脱离自己的父母，甚至有时会造成创伤，使他永远无法成为独立的个体。在正常情况下，青春期的孩子原本能够通过身体、情感、社会和智力等方面的均衡发展，成为更加独立的个体，并建立起家庭之外的情感圈子。同时，他们也不会产生抛弃原生家庭的负罪感。

在不同文化背景的社会中，乱伦都是被严格禁止的。一旦这一禁忌被打破，几乎无一例外地将造成心理上的后果。

在现今的世界上，乱伦禁忌已经为人们所广泛接受，成为一条普世的规范。打破禁忌的行为往往是受害者不愿提及的经历，成了他们难以启齿的秘密。在一些案例中，父母或代行父母职责的人对未成年人实施了性骚扰或强奸，而其余家庭成员却采取了不闻不问的态度，这些行为会对正处于人格形成期的未成年受害者造成严重的负面影响。14岁的女孩克劳迪娅曾这样讲述自己的经历："我曾经告诉我妈妈，在我7岁那年，她的丈夫，也就是我的继父，和我发生了某些事情。可她却狠狠地瞪着我，对我说了句'别胡说'，然后就去了另一个房间，把我一个人丢在那里。我当时非常孤独，非常害怕。"

另一类家庭乱伦常常发生在兄弟姐妹之间，它可能是自愿的，也可能是被迫的。无论哪种形式，在古往今来的大多数社会中，乱伦都被视作禁忌。比如，根据人类学家马林诺夫斯基的报告发现，在特罗布里恩群岛，为了避免有一丝一毫禁忌恋的风险，幼年时，兄弟姐妹之间不可以一同玩耍；青少年时，他们之间不可以相互交谈。

直到20世纪初，新喀里多尼亚仍然存在着一种仪式。在这种仪式中，具有血缘关系的亲属，特别是在兄弟姐妹之间，会使用各种粗俗的语言，无所不用其极地辱骂对方。这些相互谩骂的话起到了宣泄情感的作用，因为他们由于被禁止乱伦，内心可能感到失落。这种仪式实际上也是在提醒人们要遵守禁忌，尊重规范，同时也表现了个体对于族群的归属感。

在我们的社会中，那些一起长大的兄弟姐妹之间的关系是十分复杂的，同性兄弟（姐妹）之间的关系亦是如此。兄弟姐妹之间的争吵是很自然的，原因多种多样，可能由于他们之间的敌对性、竞争性，以及各自的占有欲、以自我为中心等，但也有一个原因不可忽视，那就是一种无意识的需求，即为了避免乱伦风险而保持一定的安全距离。

谈论乱伦这个话题并非易事。事实上，之所以会产生乱伦禁忌，首要的原因是为了拓展亲族体系的边界，建立一个更庞大的社群。人类学家莱维·斯特劳斯在《亲属关系的基本结构》一书中写道："最终的解释可能是，人类很早就意识到，为了摆脱残酷的生存斗争，必须在'与外族通婚'和'在族外被杀'之间做出一个非常简单的选择。"

此话何解？莱维·斯特劳斯的话表明，人们在同一家庭或家族内结婚生子、繁衍后代，会形成若干个封闭的单位，这些单位之间互无交集，彼此间甚至充满敌意。然而，如果不同家庭和家族之间能够结亲和通婚，这些封闭的单位将被打破，它们的边界将被拓展，这有利于构建更为庞大和牢固的社群。

其次，乱伦禁忌还有其生物学上的原因。血缘亲属之间的遗传基因相似度很高，他们的结合既不可能提升优秀的遗传特征，同时，也会增加遗传缺陷和遗传疾病的风险。千百年来，历史的经验告诉人们，这类近亲结合所诞下的后代往往十分脆弱。比如，纯种狗与杂种狗相比，它们的抗病能力更差一些。又如，欧洲的一些王公贵族出于避免财产和权力被外人分享等原因，几代人都保持着近亲通婚的习惯，这导致了很多欧洲贵族患上了遗传疾病，有的甚至无法生育后代，许多国家也因此衰落。

卡片2

俄狄浦斯情结和家庭亲密关系

问：妈妈，等我长大之后可以嫁给爸爸吗？

答：（对4岁以上的孩子）等你长大了，爸爸的年龄也会变大，会比你大很多。那时候，你会认识其他男性朋友，其中会有你喜欢的那一个。而且，爸爸已经娶了我，我也不想把他让给任何人！

问：为什么孩子不能和大人在一起？

答：（对5~8岁的孩子）世界上的万事万物都有它先来后到的时序，人的年龄也是如此。如果我们遵循了生命的节律，就不容易犯错。动物也是一样，也要遵循这个规律。当一个人还是孩子，就应该做一些属于孩子的趣事。而有些事情只有等你长大之后才可以做。当你到了一定的年龄，你也会有属于自己的、跟你年纪相仿的伴侣。成长是一个漫长的过程，不能着急，因此，我们不可以冒着风险去做一些自己尚未准备好的事情。

问：你可以像电影里的演员那样跟我接吻吗？

答：（对4~8岁的孩子）我很愿意亲吻你的小脸，亲吻你的额头，亲吻你的鼻子，有的时候也可以轻轻地亲吻你的嘴唇，因为你是我的孩子，我很爱你。而你看过那些电影里的接吻只可能发生在夫妻和情侣之间，父母与孩子之间一般不会那样做。亲子之爱和夫妻之爱是不同的。

问：菲利波对我说，前不久他和他妈妈一起在浴缸里泡澡，我们也可以一起泡一次吗？

答：（对4~6岁的孩子）我们可以一起去海边泡海澡，一起玩耍。在浴缸里泡澡就像淋浴一样是为了清洗自己的身体。我喜欢自己一个人泡澡。

问：等我长大了，我要娶莎布丽娜（5岁的保罗信誓旦旦地指着他3岁的妹妹说）。

答：哥哥和妹妹不可以结婚。这种婚姻是不存在的。等你长大了，你迟早会遇到一个自己喜欢的女孩，你会像喜欢你妹妹那样喜欢她，甚至可能更喜欢她。

父母的私密行为

　　7~11岁的孩子对一切都充满了好奇。现在的孩子与他们父母小时候相比，有更多的机会听到人们谈论性，或接触到关于性行为的场景。可想而知，面对那些谈话和场景，他们的脑海中必定会浮现出各式各样的疑问，而且这些疑问往往都至关重要，因此，向孩子做好相关解释是十分必要的。但同时，作为家长，我们也要避免走向另一个极端，即过多地谈论父母的私密行为。

　　关于父母的私密行为，西格蒙德·弗洛伊德提出了"原初场景"的概念，即父母在孕育孩子时的那次私密行为。家长在与孩子谈论关于"原初场景"和一般意义上的父母的私密等话题时，最好只限于遐思和臆想的层面，而不要过多地触及细节。此外，还有一件事很重要，那就是要让孩子知道他的爸爸和妈妈需要属于他们自己的私人时间。在一些情况下，父母当着孩子的面谈论他们的亲密时刻会让孩子感到局促不安。有时，即便是已经成年的孩子听到那些事也会感到尴尬，更不用说未成年的孩子了！

从某种程度上讲，父母向孩子描述与性有关的私密内容是具有某种象征意义的不当行为，无论他们的孩子是幼童还是青少年。

根据孩子个体敏感程度的差异，一些孩子吸收了此类信息不会对他造成任何伤害或后果；而另一些孩子或许会产生困惑或问题。后者在得知了父母私密行为的相关细节后，会有一些反应。比如，我们注意到，部分儿童和青少年的学习成绩会突然下降，就像他们的大脑突然被一些信息"入侵"了一样。这些信息原本应该存在于遐思和臆想的层面，现在却成了孩子渴望探究的对象（在这里需要指出，学习成绩下降的原因不能完全归咎于此……）。除此之外，还有一些孩子在很小的时候就表现出了希望尝试的念头，他们心中的潜台词是"如果我父母这样做，那么我也可以做"。与此相反，也有一些孩子会对未来的性行为产生焦虑感。

如果孩子向他的父母提出了一个涉及夫妻之间的过于私密的问题，那么，家长应以合适的口吻表明态度。比如，"我不想回答这个问题，这涉及我的亲密关系，只跟我有关。"我们也可以借此机会引导孩子做进一步的思考："我们每个人都有属于自己的亲密关系，我们可以由自己来决定是否要谈论它。""我们可以随时讨论这些话题，但不能涉及个人隐私。我们不能强迫一个人做他不愿意做的事情。"

为了不使孩子沉湎于此，许多家长常常觉得回答和解释某些"热门"话题不是一件容易的事。这是可以理解的，家长之所以感到困难，并不是因为他们不能回答或不想解释。这种困难的根源在于亲子关系和乱伦禁忌。性是一个无法被忽视的话题，随着孩子逐渐长大，他们自然而然地会想到父母的私密行为。尽管有的父母非常愿意和自己的孩子谈论关于身体、爱和性的话题，但是当他们面对太多的私密和细节问题时，他们就会遇到困难。大家一起讨论这些话题，难免会引发各种情绪和感受。有些时候，兴奋的情绪可能会破坏对话的氛围，使双方感到不适，被称作"情绪乱伦"。这就是为什么当我们想深入讨论一些话题时，就要求助于更适合的人。比如，通过请专业人士在学校开设专门的性教育和情感教育课程。因为这些专业人士不是孩子的家人，所以他们可以比较从容地应对那些令家人倍感尴尬的话题。

最后，要让孩子明白，妈妈和爸爸是恩爱的夫妻，有的时候，他们需要二人独处的空间和时间。要让他从小就明白这是一件再自然不过的事情。在很多情况下，除了通过语言，人们还会通过行为举止传递信息，所以，我们要重视自己的每一个动作以及习惯。通常我们建议家长不要鼓励孩子经常性地与自己同睡一张大床。有时发生的一些情况更为微妙，比如，有的孩子与父母中的一方同睡一张大床，而父母中的另一方则睡在沙发上或另一个房间里。我们能从这里获得什么启示呢？

这个案例中提到的原本属于父母的"大床"虽然看似没什么特别的，但实际上它在孩子的成长过程中具有不可忽视的象征意义。孩子经常与父母中的一方同睡一张床将会阻碍他顺利克服俄狄浦斯情结（父母的行为像是在为孩子背书，并使他坚信："我可以取代爸爸""妈妈更愿意和我在一起"）。总而言之，我们除了要重视孩子作为一个个体的角色定位，同时也要重视其作为一名家庭成员的无意识的角色定位。在一个家庭中，每个人都有一个属于自己的明确的角色。一个孩子如果能顺利地找到自己在家庭中相对于其他家庭成员的角色，将有利于其性格塑造和发展。反之，倘若他对角色定位出现混淆或倒置，对他而言将是有害而无益的。

还是与"大床"相关，我们常常会遇到这样一个棘手的问题：当父母进行私密行为时，却被自己的孩子意外撞见了，这时他们该怎么办？最重要的是不要恐慌，要保持镇定，举重若轻，淡化处理。父母双方应做好协调配合，采取共同立场，做出一致反应。父母或许可以这样对自己的孩子说："也许你昨晚听到了我们的声音。对不起，我们本应该更加注意一点的。你听到的是爸爸妈妈之间非常私密的事情。我们彼此相爱，我们所做的那些是男人和女人在相爱时会做的事情。"

此时，如果家长向孩子解释过多的细节或介绍具体的身体构造是没有帮助的，我们需要向孩子传递的信息是，这是一种爱的行为，在一对相爱的男女之间，它不是禁忌。然而，无论如何，家长最好还是采取措施以避免他们的私密行为再被孩子撞见。对年幼的孩子来说，他可能会将自己看到的那个场景联想到打架或争吵，因而被爸爸妈妈的行为吓到。有的时候，孩子还会猜测，爸爸妈妈之所以打架或争吵，是因为自己犯了什么错误。

父母的私密行为和爱

问：为什么我不能和你们一起在大床睡觉？

答：因为爸爸妈妈想要在一起睡觉。当你长大了有了伴侣，你们也能像我们一样睡同一张床。

问：什么是爱？

答：（对5~6岁的孩子）爱就是你喜欢某个人，想要和他在一起，希望能帮助他，不做任何伤害他的事情。

答：（对9~12岁的孩子）诗人和作家会有很多种方式去描述爱。爱是一个人对另一个人热烈而积极的情感，它的表达方式多种多样。两个相爱的人可能近在咫尺，甚至形影不离；可能相互拥抱，甚至有私密行为。然而，他们也可能比肩而立却触不可及，远隔天涯却彼此思恋。爱也可以施予不同的人。比如，"因为爸爸妈妈相互爱上了对方，所以才生了你和你哥哥，于是，我们大家就成了相亲相爱的一家人。"爱的美好之处就在于，一旦你爱了，你就知道什么是爱，因为你能感受到它。

问：对人的爱和对狗狗的爱有什么区别？

答：（对5~8岁的孩子）我们对狗狗的爱也是一种情

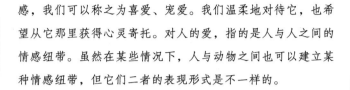

感，我们可以称之为喜爱、宠爱。我们温柔地对待它，也希望从它那里获得心灵寄托。对人的爱，指的是人与人之间的情感纽带。虽然在某些情况下，人与动物之间也可以建立某种情感纽带，但它们二者的表现形式是不一样的。

自慰

　　这里所涉及的这个微妙的话题经常会引起父母的担忧，因此，在开启这一话题之前，我们需要先做一个铺垫。也就是说，如果搞清楚孩子成长及其好奇心发展的一般规律，我们就会知道孩子获取身体愉悦感的行为。相对不同的个体而言，愉悦感的行为是会有很显著的差别的。

　　比如，关于自慰，很难说到底有多少人在小的时候体验过这种行为带来的愉悦感。根据一些研究表明，10%~15%的孩子在4~6岁之间发现触摸自己身体能产生的愉悦感。

　　同样地，这种愉悦感的强度很难被量化，感觉上孩子能获取的愉悦感的强度应低于成人，即孩子在这种自我刺激形式下所能体验到的感觉并不像成人那样强烈。让-伊夫·海耶兹在一篇关于婴儿的性欲的文章中这样解释道，对学龄前儿童来说，"通过定点刺激生殖器官获取的性愉悦感是相对柔和的，只有极少数儿童能感受到较强的兴奋感"[1]。

这种通过用手获取愉悦感的行为是儿童在无意中发现的。男孩会在出生后6~7个月发现自己的"小弟弟"。有时可能恰巧是在换纸尿裤的时候，他们因为好奇而去探索和触碰，就像他们对待自己身体的其他部位（鼻子、耳朵、脚）一样。女孩一般会在出生后10~11个月发现自己的外阴。她们之所以对这个身体部位表现出好奇心，最初也只是为了去认识和了解它。尽管用手轻轻掠过或触摸它会产生愉悦感，但此时的孩子仍然不会主动地以这种方式去寻求愉悦感。只有到了2~5岁，儿童有时会主动地通过触摸自己体验愉悦感，尽管这种感觉很短暂。

在一部分5~7岁的孩子身上会出现一些原始的性幻想。这些性幻想不一定与异性或某个特定的人有关，一般来说，只与一些令人兴奋的情境或场景有关。但是，对我们成人来说，大多数时候那些情境或场景是难以理解的。同样是在这个年龄段，儿童逐渐表露出羞耻感。这种羞耻感一般是与孩子生活和成长的环境联系在一起的。其中一个指标是他们逐渐对裸露身体感到尴尬（参见卡片4）。伴随着这种羞耻感的逐步增强，大部分孩子都会自发地想去遮挡自己的私密部位，并在更衣、洗澡或如厕的时候自觉地关上厕所的门。

当孩子年龄较小的时候，即便有他人在场，他们也

---

[1]　让-伊夫·海耶兹：《婴儿的性欲》，2004 年巴黎奥迪尔雅各布出版社出版，42-43 页。

会无所顾忌地触摸自己的生殖器官。但到了六七岁时，孩子公开的自慰行为将会逐渐减少，直至消失。处于这个年龄段的孩子已经非常清楚某些行为在某些场合（如在课堂上，在街上）是不被允许的。很多时候，一些孩子会隔着自己的衣裤触摸，并且意识不到周围的人会察觉到自己的行为。但如果有人要求这些孩子停止他们的行为，他们一般会立即停下来。

然而，如果在有人劝阻的情况下，他们仍旧坚持在公开场合那样做，那么就意味着这背后还隐藏着某些原因迫使他们进行这种自我刺激。比如，孤独、无聊、沮丧，有时甚至是由于大脑发育迟缓。在类似的情况下，父母或其他成人有必要采取更直接的手段进行干预，向孩子解释某些行为是非常私密的，且只有在非常私密的场合才可以进行。

进入青春期（十三四岁）后，孩子触摸私密部位的行为将有所增加，特别是在男生中。孩子进行自慰的频率因人而异。有些人偶尔进行自慰，有些人每周有两三次，还有些人每天都有。女生中也存在自慰现象，尽管她们的程度较轻。

无论男孩还是女孩，在青春期都非常关心自己是否被他人接受和欣赏，关心自己是否够帅或够漂亮、能不能引人注意等。他们关注来自异性的评价，憧憬爱情的降临，性意识也开始萌动。对于这些，父母一定要正确认识。

面对孩子的这些问题，父母首先要明白这是孩子成长中的必经过程。如果父母过多地责难孩子，会令孩子将自己的想法闷在心底，不肯告诉父母，这样反而更容易引发更多的问题；如果孩子在面临困惑或受到伤害时，也不敢告诉大人，甚至还可能造成身心更大的伤害。因此，父母要正确地看待孩子的性萌动。

自从上了中学后，丽莎就总想和男生接近。前不久，他们班与隔壁班进行了一场篮球赛。作为班里的积极分子，她直接参与了此次球赛的策划和组织工作。隔壁班有名男生长得英俊潇洒，是篮球队的主力队员，他在球场上的一举一动都深深地吸引了丽莎。丽莎暗自喜欢上了那名男生，上课时无心听讲，总幻想着那名男生在球场上的一举一动；下课后，她会不经意地走到男生所在的教室周围，希望那名男生能够注意到她；课外活动时，她总会到球场上看看那名男生是否在打球。一段时间下来，丽莎处处表现得心不在焉的。

进入青春期之后，性问题往往成为这时期孩子最突出的一个问题。随着孩子身体的发育、第二性特征的出现，孩子都会逐渐意识到两性之间的差异与变化。好奇心是正常的，但也需要适可而止。作为父母，要有意识地引导孩子树立正确的观念。

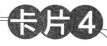

裸露身体

·年龄较小的婴儿在家里或海滩上裸露身体是无伤大雅的。孩子裸露的身体能够恰到好处地与他们所处的环境自然、和谐地融为一体，他们会因此感到心情愉悦。

·有时候裸露身体之所以能使一些人感到愉悦，是因为这可以满足这些人展示自己引以为傲的曼妙体型和强健体格的愿望。在这种情况下，我们无法断言这种裸露身体的行为一定与性欲有关。这种裸露身体的行为是"为自己"而裸露。比如，处于青春期前期的孩子会以极其私密的方式对着镜子欣赏自己的裸体。在其他一些情况下，这类寻求自我满足的行为也可以在公共场合进行（如在健身房的集体淋浴间里），但这不会引发兴奋。

·如果孩子不想在淋浴时或在父母面前裸露身体，该怎么办？在某一个年龄段，这种想法是生理性的，并且通常与羞耻感出现时的表现相吻合。这是一种必须得到尊重的想法。我们不应该拒绝孩子的这种涉及自己私密部位的想法，因为每个人都有权利根据自己的感受对待自己的私密部位。

卡片5

成长、发育和禁忌游戏

问：卡洛说："我喉咙里突然长了一个'小疙瘩'，真是让我烦透了。虽然不影响我吃饭、喝水，但是会不会发生病变？"

答：男孩的一个重要变化便是喉结的发育。喉咙是人的一个重要的发声器官，位于颈部，由软骨、韧带、肌肉和黏膜等组成。男孩的喉结会凸显，甚至还会变声。

很多时候，对男孩来说，由于对身体变化了解得少，他们就会出现羞报、猜疑和惊慌失措等状况。作为父母，应该多给孩子解答他们有关身体的疑惑，让他们正确地认识自己的生理变化。

【在回答这类问题时，我们需要记住为了了解家长的想法，同时又不被他们责备，孩子常常会将自己所做的事情按在别人的身上。】

问：艾达有一张洁白细腻的脸，令很多人羡慕不已。可最近她洁白细腻的脸上出现了一些不好的苗头——鼻子下面长出了很多细毛。艾达整天都担心自己长胡子，甚至还想用爸爸的剃须刀来刮。我告诫她这样做会越刮越多。针对这个问题，艾达特意到网上查了查，如何才能让她相信这只是正常现象呢？

　　答： 女孩之所以会长出所谓的"胡子"，是因为体内雄性激素起的作用。身体健康的女孩不仅会分泌雌性激素，也会分泌少量的雄性激素。在这些雄性激素的作用下，女孩的面部就会长出绒毛。

梦 遗

问：马尔切洛跟我说："晚上睡觉，我还做了一个和电影情节相似的梦，梦见自己与一个漂亮女孩接吻、拥抱……醒来后，我发现裤衩湿漉漉的、黏糊糊的。这到底是怎么回事？"

答：这是一种正常的生理现象。遗精是青春期男孩发育的一个重要标志，首次遗精之后，大部分的男孩会变得紧张、羞涩、困惑和恐惧等，有的会感到焦虑不安，变得忧心忡忡，继而给自己增加精神负担。但这很正常，也很常见，这代表着你长大了。

首先，我们要给出一个价值判断（这是一件常见且正常的事情），其次，我们应该允许某些孩子对自己的身体有好奇心，同时，需要向他们解释清楚，这表明你开始长大了，也需要对自己的成长发育做好心理准备。

对　话

　　孩子：米蕾拉想和我们这些男孩一起玩篮球，可大家都说，女孩只应该和女孩一起玩。

　　家长：游戏没有男女之分，关键在于她是否喜欢玩篮球。你知道她玩得怎么样吗？她喜欢玩篮球吗？

　　孩子：好吧，是的，她玩得不错，非常喜欢。

　　家长：既然如此，还有什么问题呢？

　　孩子：我也不知道。对我来说没有任何问题，但其他人都说她不可以玩……

　　家长：你可以帮助她参与到你们的游戏中，因为你懂得怎么玩篮球，所以你的朋友们也会听你的。你说怎么样？

　　孩子：好吧，是的，让我来帮帮她。

"流行"与审美观

　　看到孩子喜欢一些潮流的东西，譬如，穿着带有荧光的鞋子、要穿游戏中人物的装饰等，我感到非常头疼。可是，孩子也感到万分委屈。他说这样很个性，他想成为大家眼中的"时尚达人""潮流人士"。他这样做的目的并不是要惹怒父母，而是证明自己也是"时尚达人"。听了孩子的话，我也表示理解，但是我该怎么应对这种情况呢？

　　孩子之所以要追求个性，通常都是为了满足自己的心理需求。这时候，他们更渴望融入团体，但又怕被团体成员讨厌和抛弃；他们判断能力差，容易模仿影视剧中的一些行为，在外界环境的影响下迷失自己，因此，父母的一个重要作用就是引导他们提高自己对各类现象的鉴别能力。

案例一：

　　乔纳森15岁，自从升入高中后，他变得有些喜欢攀比了。暑假里，他去商场买球鞋时，他看上一双漂亮的篮球鞋，非要买下来，并且说班上很多同学都有一双名牌篮球鞋。没想到，随后乔纳森不只鞋子买名牌，衣服也要买名牌。但乔纳森的家庭条件一般，根本就满足不了他三天两头索要名牌服饰的情结。请问，作为乔纳森的父母，你该怎么办？

孩子自我意识逐渐增强，会通过名牌的服饰、夸张的配饰和发型等来获得别人的关注，这一点与很多名牌宣传的理念不谋而合。名牌契合了青春期孩子的心理诉求，自然会受到他们的追捧和喜爱。面对孩子过分追求名牌的行动，父母一定要对孩子做好引导。

孩子的认知能力、鉴别能力都不强，很容易形成错误的审美观，比如，孩子认为个性、前卫的东西就是好的、美的等等。对于孩子的这种错误认知，父母不要粗暴地进行干涉和批评，可以转移他们不好的审美价值观，引导他们树立正确的审美观，从根本上改变孩子随意效仿他人的行为。

一旦发现孩子做了某些让大人不理解的"事情"，父母要少些指责，尽量引导孩子放弃对"个性"的推崇。

爱美是人的天性，女性似乎对这个天性保持一种持久的信仰。于是，为了美，她们想方设法、绞尽脑汁，制订了种种方案来变美丽。而减肥理所当然地被作为变美的首选。青春期的很多女孩也是如此。为了减肥，有的吃减肥药，有的跑步，有的不吃饭……青春期的孩子正处于身体发育的重要阶段，父母一定不要让女孩过度节食减肥。

案例二：

杰西卡在学校和小伙伴们相处融洽，可最近她却被另一个烦恼缠住了，那就是肥胖。

为了让自己苗条起来，杰西卡决心减肥。她给自己制订了一些减肥计划：不吃主食，只吃水果；每天晚上进行长时间的跑步运动。

同时，她用自己攒的零用钱买了减肥药吃。一个月后，杰西卡惊喜地发现自己的付出有了结果，体重减轻了将近20斤。可是，她却变得面黄肌瘦，经常感到头晕。我怀疑她生了病，打算带她去看医生时，杰西卡才说出了实情。听说女儿在节食减肥，我简直是欲哭无泪。她才多大呀，就开始这么疯狂地减肥！

和杰西卡一样的孩子很多，为了让自己瘦下来，他们会选择节食、吃减肥药等方法。但是，对于这些类型的减肥方式隐藏的危害，孩子通常无法意识到。这时候，就需要父母的引导和教育了。

长期节食减肥，孩子的消化系统器官和组织就会退化萎缩，消化腺分泌的消化液也会减少，会引起严重的消化不良。久而久之，会形成厌食—消化不良—吸收不良—厌食的恶性循环。"流行"的不一定是好的，让孩子树立正确的审美观一定要将节食减肥的危害告诉孩子，不要让他们在青春期随便节食减肥。

无论从哪个角度来说，人体所需要的各种营养都要靠膳食来提供。孩子在饮食上更需要荤素搭配，保证营养摄入的均衡，为长身体做好保障。对孩子来说，最好的减肥方法就是运动，通过合理的运动，实现身心健康。因此，在引导青春期的孩子减肥时，一定要给孩子制订一份科学的运动计划。

孩子是独立的个体，他们有自己的思想，有自己的性格、习惯和爱好，因而只要不是大是大非的问题，父母就不要强迫孩子，更不要将自己的意愿强加给他们。

面对叛逆的孩子，越指责和阻止他们的个性行为，他们越会跟父母对着干。所以，父母要想用欣赏的眼光看待孩子，首先就要认同他们的个性，其次再进行积极的引导。

早期的"爱情"

　　与成年人一样，即便是年龄较小的儿童也懂得恋爱。这是一种十分重要并且内涵丰富的情感。年龄较小的儿童的情感表达能力以及与情感相关的语言、文化储备显然无法与成人和青少年同日而语。他们在体验爱情这种情感时，尚无法将它转化为语言加以表达，或者说，还无法使用成人的语言来表达。然而，在大多数情况下，这种早期的爱情的持续时间很短，就像孩子在其他许多方面的表现一样。

　　我们往往难以区分学龄前以及学龄儿童所表现出的爱情与友谊。

　　"恋爱中"的孩子能够体验到一系列对异性或同性同龄人或对兄弟姐妹的强烈的情感，它们包括了钦佩、共情和分享。孩子彼此喜欢和相互钟情的原因各不相同，事实上，成年人相爱的原因也是多种多样的。对年龄较小的孩子来说，体貌特征是一项重要原因，并且孩子能够直接将自己对它们

（眼睛、头发、声音、笑容……）的喜爱之情表达出来。与此同时，孩子的玩耍、运动、表达、表现情感的、展示好感的方式以及体现亲近感的方式也都是赢得别的孩子喜爱的重要原因。虽然这些与个性相关的因素不像那些外在的体貌特征那样，能够被年幼的孩子轻易地表达出来，但是它们在激发情感和引起爱慕等方面发挥着同等重要的作用。

小学一年级时，桑德罗与露西娅关系非常密切。他俩总是在一起度过课后的时光。他们时常一起去游乐场玩耍，一起去泳池游泳，或者到对方的家里做客。开朗活泼的露西娅是桑德罗的一位理想玩伴。然而，到了二年级时，露西娅和她的家人一起搬去了国外生活。桑德罗忽然觉得自己被抛弃了，心里十分难受，并经常向妈妈哭诉自己失去密友的失望之情。又过了两年，露西娅和家人一起回到了意大利，回到了过去的学校。然而，此时此刻，经过了两年的分离，桑德罗已经完全从离别的悲伤中振作起来了。曾经那段十分密切的关系显然已经走向终结，最后，桑德罗这样说："她剪了头发，我不再喜欢她了。"

钦佩感、认同感和共处的愉悦感是孩子之间的"爱情"的突出特征，虽然它们是短暂的，但却十分真切。贴靠、亲吻脸颊和牵手是青春期以前的常见表现。当成人迫不及待地替孩子定义他们的"小男友"或"小女友"，小哥们儿或小闺密时，实际上，他们是将自己既有的看法投射到了孩子身上，有时甚至把自己的梦想强加给了孩子。最好的应对办法是，不要过早地用成人既有的主张或某些条条框框去限制孩子自由地体验各种情感。总的来说，我们应该分清哪些是我们自己的情感、追求和愿望，哪些又是孩子的情感、追求和愿望。二者之间应该保有明晰的界线，成人应当尊重这条界线。毕竟他们与我们是不同的，他们是独立的个体。

不幸的是，一些大众媒体也跑来凑热闹。它们将这种属于孩子的充满爱意的情感扭曲成了一种带有刻板印象的事物，并且往往片面地解释这种情感。事实上，在一些电视节目中，主持人会让孩子以成人化的形象出现，并将他们的情感庸俗化；在另一些节目中，为了博得成年观众的关注，孩子常常被幼稚化，甚至被丑化。

观察幼儿园的孩子如何展示自己对同学的偏爱是十分有趣和有益的。从中我们可以看出，爱、喜欢和好感等是孩子普遍拥有且很早就拥有的情感，孩子通过与他人的亲近获得了情感上的支持，同时也学会了与他人分享。他们分享零食、玩具、鲜花、小石头和小物件。为了能够更全面地了解与他们共情的伙伴，他们有时甚至会提出想去对方家里做客的要求。

学会尊重孩子

对于成人来说，了解儿童的成长发育有助于他们理解自己的子女、孙辈或学生，并帮助孩子正视自己的身体，尊重他人的身体。成人绝不能玩弄孩子的身体，更不能利用他们的单纯和缺乏经验来剥削他们的身体。

不幸的是，在这个世界上，有些国家的孩子正过着被奴役的日子，遭受着来自本国同胞和外国游客的性剥削。这些外国游客打着旅行的幌子，实则干一些性侵当地未成年人和涉奇猎艳的非法勾当。根据有关国际组织的调查报告显示，这类卑劣生意的成交数量高得令人震惊。根据联合国儿童基金会的估算，每年约有100万儿童被卷入商业性剥削。根据意大利反对恋童癖和打击儿童色情观察站提供的数据，每年大约有50万人，其中西方人占绝大多数，到国外寻求与未成年人发生性行为。在这些目标儿童中，10%的孩子尚未满6岁，而30%介于6岁至12岁。这是一种反人类的罪行，因此必须要在国际上予以打击。

这些年幼的孩子既受到禁锢者们和嫖客们的双重恐吓，又承受着其他灾难性的后果。许多孩子将死于艾滋病和其他种种疾病，有些孩子会自寻短见；即便那些有幸存活下来的孩子也往往会沦落为黑帮分子，并将自己的不幸遭遇复制到别人身上。此外，也有部分孩子能够赢得上天眷顾，得以重获新生、改变命运。

但是，根据一些协会的统计，每月都有部分成人出国诱猎未成年人，并与他们发生禁忌关系。这其中许多人的孩子与他们的诱猎对象年龄相当。有些人走出国门，打着度假的幌子，视法律为无物，将那些可鄙的行为等同于"商品"买卖式的等价交换，并以此为自己的罪行开脱。此类卑鄙买卖的产业链除了孩子的"保护者"以及毒贩，还包括宾馆和夜店的经营者、出租车司机、掮客，有时还包括旅行社从业者。

然而，世界范围内仍不乏未成人在成人的诱导下过早地接触到性行为的案例。其中，有些是直接发生不正当的身体接触，有些是间接地被带入不良性行为的场景之中（详见卡片6）。比如，让未成年人参与恋童癖或儿童色情表演或者为他们拍摄色情广告甚至色情电影等。

这些问题出现之后，会在短时间内引发人们的讨论，并得到有效应对，但有一个前提必须明确且不容置疑，即成人必须尊重孩子。对于这一点，人们看似已经习以为常，但实际上他们根本不是那样做的。在孩子出生后最初的几年里，出于维持生存和日常照料的需要，成人可以完全自由地接触孩子的身体。正因为那时的孩子还不具备足够的防御和控制能力，还没有形成有效的意识，所以，成人会将孩子视为不完全的人，并且认为他们需要完全依附于自己，有的人甚至将孩子看作自己的附属品。因为孩子极易听信他人的话，并对他人产生信任感，所以成人觉得自己有充足的理由对他们进行管教，并常常抱着一种轻视的态度看待孩子，认为他们是无关紧要的。

这类对待自己孩子的态度在托马斯·温特伯格导演的电影《家宴》中得到了淋漓尽致的体现。电影主人公克里斯蒂安的父亲是当地一位十分富有且地位显赫的企业家。在一场为他庆祝 60 岁大寿的家庭聚会上，已经长大成人并且娶妻生子的克里斯蒂安直截了当地控诉父亲：在他和他的双胞胎妹妹（因不堪忍受性侵犯而自杀）幼年时，利用他们的天真和柔弱，经常对他们施以性虐待。克里斯蒂安斩钉截铁地说："我从来都不明白你为什么要那样做！"

此时，已被逼到墙角的父亲再也不能推脱或否认自己性侵子女的行为，他傲慢地回答说："这就是你们存在的所有价值！"这样的回答看似给出了一个理由。但其实，这个答案可以给我们诸多方面的启示：第一，这位父亲未将自己的孩子视作一个需要被尊重、拥有自身权利的完全的人；第二，这位父亲不了解孩子身心之间的相互关系；第三，这位父亲没有从孩子的角度出发，去反思自己的性侵行为对他们可能造成的影响；第四，这位父亲没有意识到反复的暴力行为会严重影响孩子未来的人格形成。

一个人在性和身心方面能否得到完整发展，取决于他童年和青春期的整个身心发展过程中是否得到了成人的尊重。

尊重孩子不仅有利于他们同自己的身体构建一种和谐的关系，相信自己的感受和直觉，关注自己和他人的情感；还有利于他们培养保护自己免受不恰当和不愉快的侵犯行为的能力。此外，成人尊重未成年人还能够对后者的未来生活带来积极的影响。尊重孩子意味着让他们的情绪自其出生起就得到自然的发展，而不被成人阻碍或干扰；还意味着允许孩子产生爱和友谊等情感，这些情感与直接的身体感受共同构成了人与人之间关系的最深刻基础。

网络儿童色情：令人羞耻的排行榜

以下是一份国别档案数据资料，它向人们展示了世界各国掌握的涉及儿童色情的网站域名数量。

在欧洲排行榜上，斯洛伐克以764个被标记的域名数量羞耻地位列榜首（约占欧洲大陆总数的61.41%）；紧随其后的是俄罗斯，有117个相关域名（约占9.92%）；位列第三的是黑山，有96个相关域名（约占8.14%）；第四是拉脱维亚，有69个相关域名（约占5.85%）。值得一提的是，在德国竟然也有44个相关域名站点，约占总数的3.73%；而在意大利亦有14个相关域名，约占总数的1.19%。根据资料显示，在欧洲此类被标记的域名数量共有1179个。

在非洲排行榜上，利比亚遥遥领先，就独占了701个域名（约占非洲总数的89.99%），排在第二位和第三位的分别是拥有77个域名的毛里求斯（约占9.88%）和拥有1个域名的赞比亚（0.13%）。在非洲，此类域名数量共有779个。

在美洲排行榜上，哥伦比亚排名第一，有492个域名（约占美洲大陆总数的67.03%）；位列第二和第三的分别是拥有198个域名的南乔治亚（约占26.98%）和拥有41个域名的美国（约占5.59%）。在美洲，此类域名共计有734个。

在亚洲排行榜上，拥有287个域名的日本毫无悬念地位列第一（约占亚洲总数的70.34%）；拥有113个域名的印度（约占27.7%）"屈居"第二位。在亚洲，相关域名数量共有408个。

最后，在大洋洲排行榜上，位列第一的是拥有39个域名的新西兰（约占大洋洲总数的68.42%）；排在其后的是拥有5个域名的瓦利斯和富图纳群岛（约占8.77%）以及拥有4个域名的托克劳—新西兰（约占7.02%）。在大洋洲，此类域名数量共有57个。

从对传播儿童色情内容的特定网站的域名分析来看，与前年相比，黑山、拉脱维亚、德国和格陵兰的相关域名数量呈现出指数级的增长。

（上述数据来自2014年由Mater协会与世界反恋童癖观察站合作起草的《关于恋童癖——针对儿童犯罪的年度报告》。）

骚扰和侵犯

　　针对儿童的性骚扰和性侵犯是极为令人愤慨的事。此类行为不论程度轻重，在道德层面都会受到谴责。尽管如此，我们仍应对这些行为造成影响的大小加以区分。对孩子而言，有些行为会在一段时间内留下痕迹，造成后果；有些行为则可以轻而易举地平复，甚至不被察觉。后果的严重程度既取决于骚扰者（或恋童者）采取什么样的接触行为，又取决于每个孩子的自身特点以及敏感程度，还取决于同他谈论此事的方式。

　　孩子可能会受到一些轻微而不留痕迹的骚扰（如轻抚、反复抚摸等）。

　　在许多情况下，短暂被骚扰的经历可能会引起孩子不安、惊恐等情绪反应，但这些情绪很快便可得以平复。这种经历能够给孩子在今后的生活中提供教益。它们能帮助孩子学会在此后相同的情境里如何保护自己，让自己以后能够从类似的遭遇中脱身。因此，如果遇到这种情况，成人除了谴责这种行为之外，还应该尽力避免用过激的语调同孩子讨论所发生的事情。因为这样会小事化大、得不偿失，孩子可能原本并没有感受到伤害，但是家长的行为反而对他们造成创伤。在家长介入之前，应该首先搞清楚到底发生了什么事。为了能够稳妥地应对，家长应该懂得，在一些情况下轻度的负面经历很有可能并未对孩子造成影响：

- 骚扰行为是轻微的和孤立的。
- 骚扰者不是家庭成员，对孩子而言，他是个无足轻重的人。
- 骚扰者无意于伤害、虐待或者控制孩子。
- 骚扰行为没有使孩子受到惊吓。
- 被骚扰的记忆没有使孩子产生羞愧、焦虑或内疚等情绪。
- 孩子得到了及时的解释和安慰。
- 骚扰者承认犯错，并对其行为进行了道歉。

对于较严重的骚扰或侵犯行为，其可能的后果不尽相同。随着时间的推移，其构成的影响可能会持续存在。在一些情况下，孩子能够在一个相对较短的时间段内重新振作；在另一些情况下，骚扰或侵犯行为所造成的后果会更严重（详见卡片7）。家庭本应是尽力为孩子提供庇护，助其健康、快乐成长的地方。然而，如果侵犯行为发生在家庭内部，情况可能会变得更加复杂。显而易见的是，此类生理和心理的暴行会对孩子造成非常严重的影响，特别是如果此类行为长期存在且家庭成员都默许。

在遭到亲属以外的人实施的中度或重度的侵犯的情况下，孩子的反应将因自己父母的支援情况不同而各异。首先，父母应该尽量培养孩子向他们描述实情的意识。在大多数情况下，为了帮助孩子应对他所遭到的一项侵犯行为（包括但不限于性侵犯），第一步要采取的措施是战胜恐惧和不安的情绪，建立自信，描述自己所经历的事情。

必须让孩子懂得一个道理，即他没有犯错，不必为自己感到羞愧，需要羞愧的是实施侵犯的人。这一点非常重要，如有必要，亦可带孩子寻求心理医生的帮助。

针对每个孩子的年龄和敏感程度进行恰当的沟通和对话，是预防其免受侵害的重要手段。在卡片8中我们列举了一个小学生进行对话的范例。大家也可以找到一种巧妙而恰当的方法向学龄前儿童讲述这样一个道理，即大人并不全是好人，不是所有的大人都可以触碰我们的身体。

基于上述观点，《小红帽》是一则颇具教育意义的童话故事。其实，这则童话暗含着双重的信息：一是外人是凶恶的（大灰狼），二是家人也未必可信（乔装成外婆的大灰狼）。我们知道，在许多性侵犯的案例中，很大一部分是由至亲或其他亲属实施的。《驴皮公主》是另一则经典的童话故事，也是以一种隐晦的形式讲述了一个发生在家庭内部的侵犯故事。一位国王在他年轻的时候失去了王后，成了鳏夫，他觊觎自己女儿的美貌，想要娶她为妻。为了逃离父王的贪恋，年轻的公主穿上了一张驴皮，隐藏了自己的美貌，终于从城堡里逃脱。这则童话故事虽然并未明确地提到性侵犯，但是，只要听过这些或者其他类似的故事，孩子就能明白：有一些别有用心的成人常常会利用孩子的孱弱和缺乏经验去侵害他们的身体。

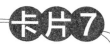

重度性侵犯行为可能会导致的后果

1．并非所有的孩子都会留下创伤，有的孩子能从创伤中得以平复，因为他们懂得如何去描述事实，能够得到支援，不会自我谴责，知道犯错的另有其人。在这种情况下，他今后的生活不会受到影响。

2．一些孩子长大后可能会出现性冷淡、性无能或者性倒错等问题。

3．少数人可能会变得性亢进，但还不至于出现性滥交的倾向。然而，某些人可能在受到特别的"诱惑"时会实施性侵犯行为。

4．一小部分曾经遭受性侵犯的人会变成性侵犯者。这类人又可细分为两类：

（1）即使性侵犯行为已经过去了，但是受害人依然会受到"创伤后应激障碍"的困扰。一些侵入性的记忆和画面、紧张感以及"突然爆发式"的冲动行为会长时间伴随他们；他们在孩童时期曾遭受过持续的性侵犯和其他生理、心理虐待，多年之后，他们可能一时冲动将自己过去的遭遇施加到别人身上。

（2）第二类人在小的时候曾被密集地、反复地、恶意地施以性刺激，这种经历可能会使其在长大成人后成为"性成瘾"患者。

（摘自《婴儿的性欲》，J．Y．海耶兹）

幼年期

卡片8

关于恋童癖（针对6周岁以上的孩子）

问：谁是恋童者？

答：是一些喜爱孩子的人，但他们使用了错误的方式。他们尝试去触摸孩子的隐私部位（小豌豆、小土豆片等）或者让孩子去触摸他们的身体。

问：医生也是恋童者吗？

答：不是的，医生触摸孩子的身体是为了给他们看病或者治病，而恋童者触摸孩子的身体是为了侵犯他们。

问：他们为什么要这样做呢？

答：原因在于他们的大脑出了问题，他们的大脑不像大多数大人那样喜爱孩子、保护孩子、教导孩子、尊重孩子。他们利用孩子对他们的信任去欺骗孩子。

问：在电视里经常听到人们谈论恋童者，这样的人很多吗？

答：正因为经常有人谈论恋童者，所以让人们觉得这样的人好像到处都是。但是，实际情况并不是这样的。大多数大人非常喜爱孩子，恋童者只是少数。在某些小城镇或者小村子里，人们相互之间都很熟悉，所以，大家都会离这些人远远的。为了安全起见，你绝不能跟随不认识的人去别的地方。跟任何人外出，即使他是你认识的人，也必须先问问爸爸妈妈是否同意。如果有任何大人（不管你认识与否），尝试触摸你大腿之间的部位或者让你触摸他的身体，你必须马上告诉爸爸妈妈。

"那些有趣的图片"带来的伤害

　　谈性色变式的教育是完全错误的，它将造成令人烦心的后果。一旦孩子在自己家里或其他地方接受了成人的错误引导，他们就可能对性和情感关系产生强烈的抵触心理和焦虑感。比如，一些成人会告诉孩子，性是一种可耻的和错误的罪行。这种错误的教育将使孩子对性产生错误的认知观。对性的认知观有偏差的孩子来说，他们一方面对性有着强烈的抵触，另一方面又无力控制那些被自己内心否定和压制的冲动。长此以往，等他们进入成长发育期或成年以后，可能会对他们的伴侣施加暴力。

　　同时，截然相反的教育也同样会带来问题。

　　对年幼的孩子来说，过度的和过早的性刺激显然是不合适的，因为他们还无法成熟地应对这些刺激。

　　当下的电影、互联网和广告不断地输送各种吸引眼球、大尺度的内容。在大多数情况下，这些内容是与情感毫不相关的性东西。这类现象不仅涉及孰好孰坏的道德判断，还应当考虑他人的感受，特别是那些极易受到干扰的脆弱的心灵。由于孩子的性格还未完全成型，因此他们的心灵是特别脆弱的。

正是这个原因，过早的大尺度的情色信息的刺激不仅令孩子无法理解，还容易"闯入"他们的潜意识。这种"闯入"的表现形式可能有噩梦、学习成绩的骤然下降、充满危机的焦虑感、失眠……此外，一些电影、视频、网页正变得越来越"拙劣"，其中不乏一些不堪入目的场景。专家们一致认为，我们的孩子正面临着"思想被电击"的风险。换言之，孩子们思想被一些曾经见到过的图像牢牢困住而无法自由地思考。精神分析学家热拉尔·班纳在观察了许多年轻病人之后，曾这样说道："心理入侵会导致孩子创造力枯竭"[①]。

过于强烈和深入的刺激会过早地激活人体的一些官能，并形成感觉和图像的强制性的脑回路。这种脑回路不受人的意志控制，导致相同的感觉和图像反复不断地出现在大脑中，并最终限制思想和创造力。这种后果会持续相当长的时间。一旦儿童的大脑受到此类"入侵"，他们在将来的两性关系等方面的和谐发展将受到损害。专家们一致认为，不良的信息输入，对孩子幼小的心灵造成的破坏作用不亚于真实发生的事件。它们会在孩子的心中植入厌恶、羞耻和恐惧等

① 热拉尔·班纳：《道德败坏》，巴黎阿尔宾·米歇尔出版社，2003年，第48页。

感受，并使他们丧失对成人的信心；此外，不良内容还会成为孩子采取某些行为的动机或刺激因子。换言之，它们可能会激励孩子模仿和重复他们的遭遇或看到的行为。

但是否因为不良内容会让孩子的内心感到万分困扰，我们就得过问呢？我们是否会大惊小怪呢？实际上，在面对这样的问题时，我们不需要大惊小怪，因为在十一二岁之前（但没有确定的标准），我们的孩子更容易对其他事物产生兴趣，而不是性，那是因为他们的肌体还未对此做好准备。

有时候，孩子可能并未意识到自己看到了场景，然而，我们成人却不合时宜地向他们提出了与其年龄不符且令人不安的问题。正是这些问题转移了孩子原本聚焦于其他事物的注意力。以下是两年前某一所小学发生的一则案例。

案例的主人公是五个读小学五年级的学生，他们相互之间都是好朋友。平时，他们与其他同学和老师相处得很好，积极认真地参加学校组织的各项活动。然而，后来有几个星期，他们突然变得三心二意、情绪激动，无法专注于日常活动。总而言之，给人的印象是他们把自己关进了只属于自己的世界里。

后来，老师从他们在课堂上传递的一张小纸条上发现，这些孩子每周至少会去其中一人的家里聚会一次。在这个孩子家里，大家可以自由地上网，并一起浏览某个少儿不宜的不良网站。警察在接到老师的报案后，立即关闭了相关网站，并派了一位有心理学背景的女警察与这些孩子进行谈话，试着帮助他们摆脱羞耻感。然而，学校的老师认为，这种单一的干预措施并没有解决问题，那样的经历将对学生造成深刻的影响，这五个学生似乎已经无药可救了。第二年，这五个孩子从小学毕业，都进了中学。他们都已经用上了智能手机，并且相互发送成人和儿童的大尺度图片。这些孩子都已经沉迷于此、无法自拔了。

日复一日地接触充满暴力和色情的内容会使孩子逐渐陷入麻木，直至丧失感受爱和爱别人的能力。由此发展下去，深深影响他/她对未来伴侣的看法，从而无法体会亲密关系带来的爱与幸福。

在杰米身上发生的事情就是一个活生生的例子，他在13岁时被发现浏览少儿不宜的大尺度网站（详见卡片9）。这个案例证实了性学家路易斯·T. 加西亚①论证的内容。根据他的研究，仅用几周时间频繁访问和浏览那些垃圾网站和内容，就足以让一个小男孩将性与暴力联系起来，并让他觉得强力性暴力是一件无足轻重的小事。

过早接触不良内容对孩子还可能造成另一种影响。那些孩子会将自己父母的形象投射到脑海里的场景中去。孩子会将自己的爸爸和妈妈想象成不良信息中的男女，并认为父母就是这样孕育自己的。"这一点真是令人印象深刻"，法国文化部在2002年起草的一份报告中写道，"因为一般来说，不良网站或电影里既没有温柔缱绻，也没有卿卿我我，更谈不

① "关于接触色情与对妇女和强奸的态度的相关性研究"，1986年第22期《性学研究杂志》，第382-383页。

上情投意合，所以孩子们把不良场景与受孕过程相提并论是十分令人震惊的。在不良网站或电影里，男女只为追求自身的愉悦，而孩子却将这种没头没尾的行为视作孕育自己生命的过程。"

一些专家对孩子的反应开展了进一步的研究，他们认为这样的电影对孩子的破坏性影响类似于最轻微的性侵犯可能造成的影响。

一个没有任何认知和情感防御能力的孩子在目睹了一系列不良的图像后，会在自己的脑海中埋下一些不愿对外透露的秘密和禁忌，类似于遭到性侵犯后的反应。

这是一起孤立事件吗

2012年4月，意大利邮政警察披露，鉴于有人反复访问儿童色情网站，于是决定查扣涉事笔记本电脑。后来，他们发现该笔记本电脑的主人是一名年仅十三岁的英国男孩。杰米的秘密就这样被公之于众。原来他在十岁那年，在偶然的情况下，开始沉迷于这些网站。父母原本以为杰米在做作业，可谁知他竟然瞒着自己的父母夜以继日地浏览这些网站，后来的情况变得越来越糟。

这一切开始得很偶然。有一次，杰米的一位同班同学在他家留宿，并给杰米展示了"一些有趣的图片"。起初，杰米感到恶心和害怕。他根本想不到，人们还能做出如此奇怪、暴力、匪夷所思、令人反感的事情。日子一天天地过去，但那些图片似乎已经入侵了他的大脑，挥之不去。它们就像一枚钉子一样扎进了他的心中，就像毒品一样令他上瘾。那些天，杰米不再外出，不再见任何朋友，不再进行任何体育运动，他终日坐在电脑前浏览那些网站，能看多久就看多久。

他就这样消磨了3年的大好青春，陷入了一种本不该属于孩子的痴迷。对于这种痴迷，他自己根本无力招架。警察的介入终于让他无法逃避自己的问题。但是，未经世事的杰米已经像一个孤独而不安的成人那样，沉迷于不良网站而无法自拔了。他对心理学家这样倾诉："我再也不可能与女人建立起健康的关系了。"这一陈述恰好证实了性学家的判断，即一些强烈的场景引发的幻想会制造出一种期望和倾向，使一个人对性的看法变得更加复杂和扭曲。

致力于暴力倾向和社会行为障碍的英国波特曼诊所的研究员认为，当前受到不良信息和性问题困扰的未成年人数量正处于危险的增长期。今天的家长绝不能像杰米的父母那样粗心和无知，他们应该限制孩子使用互联网。很显然，这是唯一可能的应对手段。看好自己的孩子是家长不可推卸的责任。一旦发现孩子稍有不妥，家长就要及时妥善应对。家长在自己睡觉之前一定不能忘了关掉手机和电脑。有些爸爸妈妈、爷爷奶奶和叔叔婶婶竟然把智能手机当作礼物送给孩子，他们是否了解这种特别的科技产物将对孩子产生哪些潜在影响？

（摘自《未成年人上网》，E.迪·帕斯卡2012年4月26日）

洛丽塔式的女孩

　　1981年，一位美国心理学家玛丽·温恩发表了一篇题为《孩子的童真去哪儿了？》的文章。她在文中做了以下反思：

　　孩子与成人之间的界限似乎已经被某些事情所模糊，与此同时，那层曾经保护孩子免受成人世界不良信息侵扰或过早接触不恰当经历的膜正在被持续地撕裂。过去，父母对保护孩子的童真异常关注，并千方百计地确保他们的童年过得轻松愉快、无忧无虑、远离纷扰。然而，今天的主流观点是，为了能够在一个日益复杂且无法控制的世界中生存下来，孩子必须尽早为此做好准备，他们必须立即接触成人世界并体验其中的酸甜苦辣。对孩子来说，旧的保护式的时代已经一去不复返了，新的启蒙的时代业已拉开大幕①。

---

① 玛丽·温恩，《没有童年的孩子》，罗马阿勒曼多出版社，1981年，第12-13页。

　　在过去的两个世纪中，人们普遍认为，儿童步入成人世界的过程应该是循序渐进的。在这样的过程中，孩子既可以乐观无忧地远离恐惧感和不安全感，又可以在认知和情感层面免受超越接受能力的冲击。然而，现今的情况已经发生了一些变化。年复一年，时光飞逝！几十年过去了，现代通信技术得到了长足发展和广泛应用。虽然通信技术本身变得越来越复杂了，但是对用户来说，使用这种技术比以往任何时候都更简便。因此，对处于儿童期和青春期前期的孩子来说，他们也能够更轻松地获取原本属于成人世界的信息。

　　在这种变化发生的同时，一种观点（但没有科学的证据支持）也在大众心中广为流传。人们普遍认为，今天的孩子比以往更加成熟。这种观点无疑使温恩笔下那层保护孩子的膜变得更为脆弱。同时，它让许多人相信，当我们的孩子越接收来自成人世界的信息时，越有能力予以应对并保证自己不受任何伤害。

　　然而，在这些与孩子一起生活并细心观察的人中，并非所有人都对这种观点深信不疑。许多人也像温恩一样担心，拔苗助长式的成长经历最终会使孩子失去无忧无虑的心境、奇思妙想的能力、自由自在的游戏等所有的童年美好。成人应该成为孩子与成人世界间的过滤器，使所有孩子以正常的节奏成长，并远离暴力和残酷的现实。

　　于是产生了两派观点：一派认为，今天的孩子比以往更成熟，他们应该变得更自觉、更博学、更熟练掌握技术，更具竞争力；另一派认为，孩子应该以一种更接近自然的节奏成长，身心的发展应遵循成长的规律，不可操之过急。今天，童年这一话题似乎正处于一种类似于"精神分裂"的状态：一方面，相关国际文件（如《国际儿童权利公约》）认可并确认了保护儿童权利的原则；另一方面，有些人正在大力推动儿童"成人化"的过程，剥夺他们作为孩子的权利。

为了不将孩子视作"小大人"，我们需要把一些问题讲清楚。

第一，与以往相比，今天的孩子具有更为丰富的知识储备，受到了更多的刺激，他们与技术的关系更为紧密，虽然，这一切已成为不争的事实，但这并不意味着他们已经成熟。成熟是经验和阅历的结晶，需要长时间的积累，以理解和内化我们与周围所发生的一切。第二，"学会"与"理解"具有不同的含义。比如，一个女孩可以完美地模仿脱衣舞女的动作，但这并不意味着她已经意识到自己的行为会对他人产生什么样的影响。

然而，在许多电视节目和报纸杂志的广告中，我们经常可以看到将儿童打扮成"小大人"的形象，有时甚至比成人更像成人。他们被包装得比自己的父母还显得"成熟"（更聪明、更老练、更能干……），甚至更精明和不羁。这样的情况在女孩身上比在男孩身上发生得更多。一些类似于《魔法俏佳人》的漫画和卡通片为小读者们塑造了一种女性气质和女孩成长的刻板印象。这些动漫作品的主人公们各个时尚前卫、身形婀娜、性感妩媚，她们为了博取男性主角的关注而相互竞争。她们的兴趣只限于外观、装扮、衣着、发型以及搭配衣着的配饰。正是这些具有女性气质的形象在女孩中心播下了洛丽塔主义（详见卡片10）的种子。

我们知道，这种现象是商业活动，目的是推广相关产品。但是，这种营销策略不但促进了相关产品的推广和销售，还传播了相应的生活方式、世界观、态度和理念。女孩热衷于把自己打扮得像个成人，渴望拥有性感的形象。每个女孩的心中都有一面镜子，她们会把自己母亲的形象投射到那面镜子上，并把自己打扮成她们的模样。这场复杂的镜子游戏在美国已经达到了登峰造极的地步。在那里，有为所有年龄段的女孩准备的选美比赛，甚至那些年龄非常小的幼童也有机会参加属于她们年龄段的比赛。美国母亲做梦也想着让自己的女儿去这样的T形台上崭露头角。

毫无疑问，今天的女孩，无论她们正处于童年期还是青春期，都会把自己与那些近乎完美的广告模特或影视明星做比较。对女孩来说，这是一个持续的挑战。

如果她们认为，相貌、外在是女性获得成功和成为真正的女人的全部所在，那么，她们的生活必将面临问题，她们的心中将会充斥着担忧、攀比和不知足的烦恼。

这种烦恼会令人产生不安的情绪，且影响面甚广，即便是年龄最小的女孩也会流露出类似的烦恼。鉴于此，英国建议，从小学开始就要教孩子以平和的心态看待自己的外貌。最好的办法就是，用具体的例子向他们解释说明，在这个世界上，美的表现形式不一而足，所有的美都应得到赞扬和展示。而那些影视明星、广告模特惊艳绝伦的美丽外表之下，并非十全十美。在某种程度上，她们的外在美要归功于美容师、设计师和整形外科医生的工作，以及摄影机和美图软件的应用。我们必须反复向年幼的女孩强调，除了外在美之外，还有其他许多形式的美，它们同样重要，比如，性格之美、智慧之美、利他之美、同情之美和幽默之美等。在这些人格之美面前，身体上的缺陷与不足完全可以忽略。此外，我们务必格外小心，以免让女孩在毫无保护的情况下，全盘接受那些持续不断的、未经甄别的市场营销手段的影响。我们应该帮助她们开展适合其成长需求的活动——儿童游戏、体育运动、阅读书籍——并教她们树立批判意识，培养独立思考能力，并构建自己的内在世界。

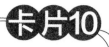

洛丽塔主义的蔓延

后果：

· 传播了一种成人化的、畸形的女孩形象。

· 导致女孩过度关注外表，而忽略了更适合年龄段的其他方面的发展。

· 激励并允许尚处于童年期和青春期前期的女孩在性观念上过早地成熟，并对异性采取性诱惑。

· 导致青春期的提前。

· 鼓励早期性行为。

网络诱骗

露西最近变得不爱出门了。13岁的她经常在网上聊天，结交了不少网友。

暑假里的一天，露西要和同学一起去西西里旅游，我同意了。但我始终有些担心。

为了防止发生意外，我反复联系了露西。没想到这让露西恼羞成怒："我就是想见网友，怎么了？"

于是，我决定跟女儿一起去见见她的网友。可她不同意，说我不信任她。我哪里不信任她，而是不信任她的网友。因为这个网友已经多次试图单独邀请她，并嘱咐她不要告诉我和她爸爸。

日常生活中，我们其实常常会看到针对未成年少女的犯罪案件。嫌疑人通过网络诱骗未经世事的女孩来教唆她们离家出走。一旦让这些女孩脱离家庭，他们就逐步开展贩卖人口等更为恶劣的犯罪行为。

根据意大利《刑法典》第609条的规定，对未满16周岁或无行为能力的未成年人，通过包括使用互联网或工具在内的各种形式进行教唆属于犯罪行为。

从警方为被捕的教唆犯出具的鉴定报告来看，基本上，教唆犯们采用的犯罪策略无外乎两种：一是他们伪装成被教唆者的同龄人，旨在建立一种虚拟的友谊；二是绝大多数的教唆犯会透露自己的真实年龄，并将自己塑造成孩子眼里的一种精神和经济依靠，他们把自己伪装成最佳的倾听者，或经常对受害者嘘寒问暖。像"你很能干""他们不理解你""我是过来人，我可以帮助你"等话术，因为这些话最能获得年轻人的关注和信任①。

在通常情况下，教唆者会通过电子邮件、社交网络和聊天室发送信息，以与他们潜在的猎物取得联系。这些个人通信工具使得对话者之间的谈话氛围越来越亲密且难以被人发现。成年的教唆者利用孩子在社交网站上——特别是脸书上发布的个人信息与其建立关系。慢慢地，孩子就上钩了。教唆者宣称自己与孩子一样，爱好甚至痴迷电子游戏、明星歌手和体育运动，这会让男孩（或女孩）相信自己遇见了真正的知音。

教唆者意识到，终日与电脑和键盘为伴的年轻人的内心是十分孤独的，他们都热衷于猎奇和冒险。除此之外，表面

---

① 凯美洛，"虚拟的妖魔——网络未成年人教唆行为"，《当代心理学》，2013年第237期，第56—59页。

上看似安全无虞的环境也是教唆者得以接近孩子的"帮凶"之一。比如，在家里的时候，无论男孩或女孩，都会觉得自己是受到保护的对象，因此就降低了防范的意识，并对那些他们自认为是朋友的人深信不疑，甚至很容易被人说服做出一些自己从未做过或想过的事情。

在某些情况下，随着时间的推移，孩子对教唆者的友谊和信任逐渐加深。这时，即使孩子知道对方不是他们的同龄人而是成人，他们也可能会同意与那些新结识的朋友在线下见面。因此，教唆的形式有两类：一类是在现实生活中开展的，另一类（也是更常见的）是通过网络实施的。但两者几乎都是在父母不知情的情况下发生的。

事实上，我们必须认真思考一下，一个13岁女孩的身体可能已经发生了某种程度的变化，其所具有的特征已经不再是过去那种令人放心的孩子般的状态了。在这个年龄段里，每个月甚至每周，女孩的身体都会发生变化，会出现越来越多的女性特征，身材也会更加圆润，以致于看上去那已经不再是一个孩子的身体，而越来越像一个女人的身体了。伴随着这种生理上的转变，女孩会越来越在意自己的身体，有时，她们会感动兴奋，有时，则会感到忧虑。年轻女孩会对着镜子检视自己，将自己的外表与自己的女性朋友或影视明星进行比较，以寻求慰藉。她们特别需要有一个人能以旁观者的眼光，欣赏她们的外表并回答她们特别关心的问题。比如，"我漂亮吗？""我身材好吗？""这一切都是正常的吗？""我受欢迎吗？""我有吸引力吗？"而那位新近在网上结识的"朋友"恰恰又是如此了解她，对她如此温柔体贴，对她的各种情绪和恐惧倍加关怀，同时，又能对她的种种需求和问题做出及时有效的回应。

总而言之，我们需要从"外部"和"内部"两个维度来思考和解决这个问题。

首先，我们需要从"外部"着手，采取有针对性的措施，监控孩子使用网络进行的各种活动，并指导他们正确地使用互联网。最好能够找出可能存在的网络陷阱并逐一对它们标记；要教导孩子切莫轻信陌生人，因为他们可能会使用虚假的身份伪装自己；要告诉孩子不可以在网上随意传播自己的个人信息，不能接受素未谋面的网友发出的线下会面的邀请（详见卡片11）。

其次，我们还要从"内部"对孩子施加影响。青春期前期是一个从童年期过渡到青春期的微妙阶段。在这一阶段，孩子的个性还未完全发展成熟，处于一种不确定的状态，其中一些方面显得更隐蔽、私密和不易察觉。同时，这又是一个充满变化的阶段。这些变化涉及生理、心理等方方面面。因此，处于这一阶段的孩子更容易被那些假装愿意倾听、给予安慰和理解的人诱骗。

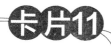

控制上网

家长必须控制孩子对互联网的使用。这意味着家长需要对互联网有足够的认识，并懂得如何使用互联网。同时，还要充分掌握自己的孩子用互联网做了哪些事。我们在这里为家长提供一些一般性建议。

1．我们要教育孩子保护好自己的身份隐私，不发布任何涉及个人信息的细节，不随意填写网络表格，要谨慎地上网，尽量搞清楚自己在和什么人进行网络互动。

2．我们需要监控他们的上网行为，将计算机放置在家中的开放区域中。当孩子首次使用互联网时，家长应该陪伴在他们身边。当他们在社交网站或聊天室创建自己的个人资料时，家长应该给予指导和帮助。

3．我们需要告诉孩子那些可以保护自己的规则和限制，并教导他们如何更好地使用和管理电子邮件。

4．我们应该教导孩子提防网络教唆。这不是为了吓唬他们，而是要让他们意识到自己可能会在网上遇到陷阱。

5．我们要告诉孩子，当他们发现自己遇到了麻烦或处于复杂状况（不仅是网络教唆，还包括网络霸凌、侮辱等）时，我们始终可以帮助他们摆脱困境。

6．我们要教育孩子尊重他人，不可以利用互联网的匿名性去伤害别人，要让他们树立负责任的意识。

7．当我们遇到一个意想不到并且令人不安的疑问的时候，不要一味地自责，而是要与孩子进行深入沟通或检查一下计算机（如历史记录）。

8．我们必须教育孩子正确地使用计算机，不要耗费太多时间，理性和文明地处理网络互动。

9．我们应该为计算机安装杀毒软件，并经常更新和升级。同时，建议家长使用"过滤"软件，防止孩子访问不适当和危险的网站。

10．我们应该常常检查孩子的上网历史记录，并定期检测、分析存储在计算机硬盘里的内容，以及时发现可疑信息或危险附件留下的痕迹。

监控孩子对智能手机的使用显得更为困难。除了作为电话的功能之外，智能手机还具有相机和上网的功能。当家长把智能手机送给孩子之前，必须考虑到他们的心智是否已经足够成熟，他们是否能够管理好它，是否不会沉迷于它，以及是否会以不恰当的方式使用它。对孩子负有监管责任的父母应对此做出评估。

青春发育期

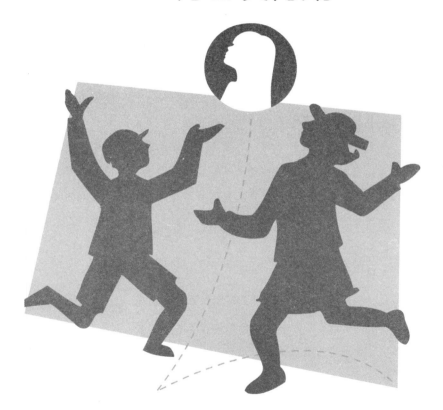

进入青春期就像开启了第二段生命，身体旧有的平衡将被彻底改变。激素在这一阶段发挥着最重要的作用。我们大脑的一部分，即下丘脑刺激垂体腺产生激素。这类激素会刺激性腺产生另一类激素，即性激素。在青春发育期，性激素会激发性欲。性欲的力量在整个青春期将显露无遗。

青春期的孩子的性欲是强烈而懵懂的。他们会以好奇心、冒险精神和创造性的眼光看待这个世界。他们将逐渐改变儿童时期的种种习惯，并在父母面前展现出更多的自主意识。他们与世界和社会的关系也将随之改变。对他们来说，朋友的重要性将不断提高。他们将更多地求助于朋友，并将其视为榜样。在这一时期，他们与同龄人在一起，比和家人在一起获得更多的快乐。朋友往往是他们此时唯一可以倾诉衷肠、无话不谈的人。他们只会与朋友分享当下正经历的变化，心中泛起的疑问以及体验到的新的感受。

大量激素的分泌将促进身体的生长和发育。

这种变化是巨大的，青春期的孩子迟早都得接受。他们既可能以一种自然的、渐进的方式，也可能以一种不确定的或动荡的方式度过这一变化过程。在初始阶段，他们可能会产生一种决裂感：一边是自我，另一边是正在自己眼皮子底下不断成长的身体，二者似乎正走向决裂。他们发现了这种变化，并希望知道导致这种变化的原因，以及其他人是否也注意到了这种变化。有时，一些变化可能会让他们喜悦；有时，另一些变化也可能使他们不悦。他们的身体正在慢慢地向成人过渡，虽然还未完全长成大人，但是已经不再像从前那样稚嫩了。熟悉这一变化是一个循序渐进的过程，青春期的孩子必须慢慢地去了解并接受它。并非所有人都能很快地适应自己不断变化的身体。有些人则会让自己的身体接受考验，如果它们表现良好，他们会觉得自己很棒。

随着发育期的到来，男孩和女孩的身体差异开始显露，并且在接下来的数年中，这种差异会变得越来越明显。正是这种至关重要的差异以及他们正经历的自身变化和与外部世界关系的变化，共同塑造着他们的身体和心灵（详见卡片12）。

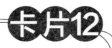

发育的任务

自从进入青春发育期，孩子们将开启一个"变态发育"的过程。这个过程可以归纳为四个点或四项"任务"。处于青春期的孩子，无论他们愿意或不愿意，有意识或无意识，都将经历这个过程。

1．接受身体上的变化和性的逐渐成熟。这是一个将变化的身体和冲动与自己融合的过程，这是一个调整旧有平衡的内心过程。

孩子可能会对自己的外表感到满意，也可能既对自己的外表感到不悦，又不知道如何应对来自身体的新的冲动。

厌食症和贪食症通常分别是难以接受食物和强迫自己接受食物的表现。再如迫于群体压力盲目跟风，为自己壮胆，尝试吸烟、喝酒等"强烈"感觉的行为。

2．给自己一个新的、与儿童不同的身份。在这个发展阶段，孩子们常常会出现一种不确定的状态，心理学家爱利克·埃里克森称之为"同一性混乱"。这一时期的孩子需要一定的时间来放弃旧的儿童身份，并赋予自己一个更大自主性和更强责任感为特征的品格。如果他们在此前几年有所准备，这项内心的"工作"将会变得更容易。然而，对许多人来说，青春期代表着"给予自己第二次生命"，并导致了一种与此前所处阶段的不连续性。

在青春期的前期，与同龄人的沟通与协调有助于孩子认识自己的儿童身份并逐步放弃它。同龄人为孩子提供了学习借鉴他人如何应对类似问题和情况的机会。孩子会将自己的同性朋友当作模仿的对象，并将其视作可以对照自己的镜子。在特定情况下，同龄人可为他们提供帮助，并将他们带入其他人际关系之中。总而言之，同龄人被认为是构建青春期孩子身份的最重要的参照。当然，这并不代表所有的朋友和同伴都是孩子最好的榜样或真诚的伙伴。

3. 根据心理学家迈克尔·布鲁姆的研究表明，青春期孩子的另一项"任务"就是在实践和情感层面独立于父母。这种独立性对孩子接受外来的挑战，融入家庭以外的世界以及拥有爱情生活来说，是十分必要的。他们将逐步减少对家人的情感投入，并将注意力转向自己的伴侣或人生事业。这可能不只是实践层面和情感层面的独立问题。

这个过程可能很短，也可能很长，有时相当平和，有时充满波动。这些矛盾和波动看似可由孩子独立自主地应对，但其实他们尚无法做到。孩子经受着一场"独立的考验"：一方面，他们质疑父母的权威及其作用，另一方面，他们仍需要接受父母的指导。这个阶段就像是一种必要进行的"告别式"（与自己儿童的形象、儿童的满足感以及与父母和兄弟原有的关系"告别"）。

这是一场有益的危机，它将为孩子指明新的方向。孩子和父母之间的冲突在某种程度上可能是生理性的。父母可能会帮助孩子"脱离"自己，也可能出于不同的原因做适得其反的事儿，后者可能因为无法放弃为人父母的角色，并接受亲子关系的变化。在正常情况下，家长和孩子之间的关系最终将由"成人—儿童"的关系变为"成人—成人"的关系。

4. 树立正确的价值观和目标。孩子要去寻找自己存在的原因、目标以及人生的基础逻辑。有些人会面临宗教信仰的危机，有些人会对政治议题感兴趣。这时期的孩子会更多地以批判的眼光看待学校和社会。他们会为自己的前途谋划，有些孩子会开启积极的冒险之旅，直面人生的挑战。重要的是，要有明确的目标以及短期和相对长期的计划。当然，为这时期的孩子提供参与社会的机会也同样十分重要。

男女生理结构的差异

　　从儿童期至青春期初始，男孩和女孩的生理结构除了生殖器官外，并无重大差异。因此，当孩子穿着相似的衣裤、留着相似的发型时，我们很难区分出男孩和女孩。随着以性成熟为标志的青春发育期的到来，两性之间的解剖学差异（二态性）开始逐步显现，并日趋明显（如图1）。

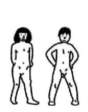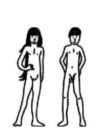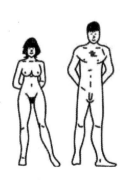

图 1　两性之间的生理差异

从青春发育期开始，两性的第二性征和身体结构开始发生变化。

这一时期生殖器官不是男性和女性身体的唯一区别。成年男性在体格上更为成熟。他们肩膀更宽，骨盆更窄，肌肉更发达。而成年女性的肩部较窄，骨盆具有较大的宽度和容量，以满足她们未来的怀孕和分娩。

两性之间还存在其他解剖学差异。比如，男性以腹式呼吸为主，而女性则以胸式呼吸为主。因为在怀孕期间，胎儿对母亲的腹部会造成很大的负担，这时，胸式呼吸是很有用的。甚至两性的骨骼也有着非常大的差异：不仅限于骨盆的差异，还有如股骨（大腿的骨头）排列位置的差异，女性的股骨往往是朝膝盖方向汇聚的。这也导致了男性和女性分别采用两种不同的走路和跑步方式。但运动员可以通过后期锻炼来改善体质，以缩小这些差异。两性的骨骼结构是如此不同，当人类学家面对一具从古代墓葬中挖掘出土的遗骸时，他们可以很容易地断定这位远古祖先的性别。

服饰、发型和态度等强化了男女的第二性征。比如，众所周知，男性世界的行为模式被认为是更具"侵略性"的，而"温和"的性格则被认为是女性世界所特有的。这些差异或多或少地被历史文化、流行时尚以及个人品位或倾向等因素所强化。正是在青春期这个阶段，某些现象容易被夸张和放大。比如，一些人尽管拥有男性身体，却表现出女性的行为倾向，反之亦然。

实际上，这方面的情况非常复杂，既受到个体差异的影响，又与文化和教育等因素有关。不同的文化和教育对"何谓男？何谓女？"的问题有不同的解释。同样的，幼儿喜欢玩"男孩"或"女孩"的游戏并不一定说明了他们的性取向。女孩也可以有男性化的倾向。比如，女生想要进行极限运动或投身航空航天事业，我们并不能因此就断定她是同性恋者。反之亦然。如果男生非常注重自己的外表，渴望成为一名舞蹈演员或幼师，我们也不能就此断言他是同性恋者。

　　显然，生殖器官是两性生理结构的主要差异所在。男性生殖器官由阴茎（用于性交的男性生殖器官）和产生精子以及雄性激素的睾丸组成（如图2）。

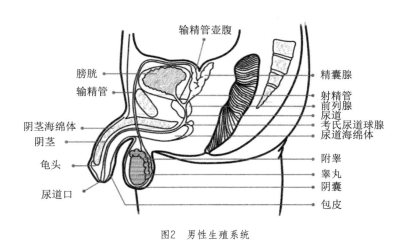

输精管壶腹

膀胱
输精管

阴茎海绵体
阴茎

龟头

尿道口

精囊腺

射精管
前列腺
尿道
考氏尿道球腺
尿道海绵体

附睾
睾丸
阴囊
包皮

图2　男性生殖系统

　　附睾是一个由多条管道构成的器官，具有收集精子的功能，它的一头附着于睾丸上，另一头延伸至输精管。输精管将附睾连接到精囊，并把睾丸产生的精子储存到精囊中，因此，精囊是精子的储存库。输精管连接着射精管，射精管连接着尿道。尿道是一条穿过阴茎的通道，精子通过该通道排出体外。精子，或者说精液中，也含有前列腺的分泌物。前列腺是连接射精管和尿道的腺体。来自膀胱的尿液也同精液一样是通过尿道排出体外的。前列腺类似于一个小阀门，负责控制精液或尿液能否排出体外。当射精时，阀门会将尿液挡住。反之亦然。

在青春发育期，男孩的阴茎尺寸显著增大，并开始具备从疲软状态进入勃起状态的特性。

勃起是在自主神经系统的控制下完成的，也就是说，这是一个无意识的过程。概言之，勃起的方式有两种：第一，直接通过触觉刺激，引起无需大脑参与的反射性勃起；第二，图像、思想和色情刺激等作用于大脑皮层并产生冲动，这种冲动又通过脊髓传达到生殖器官，从而引发勃起。

在阴茎的顶端，即在龟头处，有一个孔，它是尿道的出口。在射精或排尿时，精液或尿液将从这里排出体外。通常，龟头上包覆着一层皮，即包皮，在勃起状态下，包皮会往后翻，龟头完全露出。最后，说到阴囊，它是一种特殊的袋子，其中装着睾丸。在出生之前，男性的睾丸位于腹腔内部，就像女性的卵巢一样。

由于共同的起源，女性生殖器官与男性生殖器官有一些相似之处。像男性有两颗睾丸，女性有两个卵巢，它们负责分泌雌性激素，产生雌性生殖细胞，即卵子。卵子通过两条管道（输卵管）进入子宫。子宫是一个倒置的梨形器官，位于骨盆腔深部。作为一种生殖器官，子宫的功能主要包含三方面：第一，允许精子通过，以便它们与下降至输卵管中的卵子相遇；第二，一旦受孕成功，子宫将接受受精卵在子宫壁着床，这便开启了怀孕的进程；第三，在分娩时，子宫还将帮助胎儿娩出（如图3）。

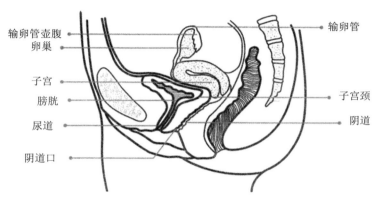

图 3　女性盆腔及泌尿生殖器官

　　虽然女性体外没有男性那样的阴囊，但女性在其耻骨下方有一条裂隙，即外阴。外阴两侧的一对长圆形隆起的皮肤皱襞是大阴唇，它们对应于男性的阴囊袋。在外阴腔内有围绕着阴道口和尿道口的小阴唇。在外阴裂隙起始端，有一个器官对应于男性的阴茎，但比阴茎小得多，它被称为阴蒂，并被包皮所覆盖。在性唤起期间，阴蒂中的海绵体会膨胀并产生勃起。这种女性勃起状态是通过对大脑皮层的刺激和直接的触觉刺激引发的。

　　可以看出，尽管男性和女性的性器官有明显的差异，但它们（特别是生殖腺，即产生生殖细胞的器官）具有同源的部分和相似的特征。这解释了为什么在某些情况下，特别是在发育的初始阶段，男女性器官的形态差异可能是模糊的。比如，在发育前，男孩的阴茎尺寸很小，而女孩的阴蒂却很明显；男孩的阴囊也与女孩的外阴相似。男女的一些生理缺陷可以通过青春期身体发育、激素疗法或外科手术解决。后面我们还将讨论另一类人，这类人的染色体性别与其生殖腺性别不同，他们通过后天的手术改变了原来的生殖器特征。我们需要知道的是，在我们的遗传基因中，女性性染色体为XX型，而男性性染色体为XY型。

有人可能会问："为什么我们需要在这里详细地讲述性器官呢？"因为即使是成年人，他们也并非清楚地了解自己和异性的身体构造，更不用说孩子了。一些统计数据足以说明问题：大量女孩——接近50%的女孩不知道阴蒂的存在。

在与高中、初中甚至小学四五年级的学生谈论身体构造和性的话题时，如果能够使用科学术语，那将十分有益。这不仅因为使用科学术语能拓展他们的知识面，还因为它能够防止这一话题被一些与性相关的粗言秽语污名化。

一场激素的革命

　　如前所述，从青春发育期（男孩十三四岁，女孩十一二岁）开始，性这一话题变得越来越敏感了。在体内激素的作用下，受到局部和强烈刺激的男孩和女孩会变得兴奋并产生对性的想象。"身体开始发疯了"，一名十五岁的孩子情不自禁地告诉我们。

　　对于女性来说，卵细胞的成熟决定了月经周期和第二性征的出现（乳房和外生殖器的发育，阴毛和腋毛的出现）。

　　男性也将出现明显的外貌变化，他们的身上会长出阴毛、腋毛，稍晚时，脸上会长出胡须。毛发甚至可能遍及全身，包括手臂、腿部、胸部等。脸上的毛发会慢慢变成胡须，男孩就需要刮胡子了。有些男孩也许看过自己家人的身体或者看过一些图片，他们已经知道自己正在经历什么。然而，还有些孩子可能会对这些变化感到焦虑，如果我们提前与他们沟通，那将对其有很大的助益。

更为必要的是，应该仔细询问或认真聆听孩子对自己体内正在发生的变化有哪些疑问。

女孩可能已经听说过月经周期（如卫生巾广告），也许她们通过观察妈妈的举止，了解了它的含义。这一话题可能会引发一些女孩的恐慌情绪，但如果父母能够清楚地了解卵巢周期和月经周期的科学机制（详见卡片13），他们就可以为自己的女儿提供重要的帮助，以便让她为第一次月经来潮（月经初潮）做好准备。

对男性而言，在阴毛生长的同时，阴茎的尺寸会变大，睾丸的容积会增加并开始产生成熟的精子。产生成熟精子的过程被称为精子发生。通常，精子发生的过程比性器官发生的其他变化都要来得迟一些。因此，生殖成熟比性成熟的其他方面来得更晚一些。

起初，男性生殖系统会产生精子含量较少的精液。精液甚至可能会在男性睡觉时不自觉地从阴茎排出，这就是所谓的梦遗（或夜间遗精，是指在深度睡眠或半睡眠时，精液在青少年无意识的状态下排出体外）。这个状况常常会令许多男生尴尬，他们甚至会误以为是自己晚上尿床了。因此，在青春发育期来临前，父母最好提前告诉他们，或当他们第一次梦遗时，就把这种生理机制向他们解释清楚。这一切都应妥善应对，父母切不可插科打诨、掉以轻心。

随着性的逐渐成熟，遗精和夜间勃起或者早晨醒来时的勃起仍是反射型的，即自发的。它们只不过标志着此时雄性激素已经开始发挥作用，并触发了脊髓中的那些控制勃起的机制罢了。在这些"机制"的组成中，性欲还未在大脑中发挥作用。

因此，在早期阶段，男性的性觉醒是自发的、不自觉的，但在青春期到来后，事情将开始发生变化。

上述"机制"在此后的阶段还将继续发挥作用，但将受到其他因素的影响，会因个体经验、选择、情感和敏感度的不同而出现变化。因此，纯粹而简单的性紧张状态将被转化为某种内涵更为丰富的东西，其中，情感因素是十分关键的组成部分。

在十四五岁时，男孩的身体将发生另外的一些转变。由于喉部的声带和软骨的发育，因此男孩的声音将变得较为低沉。随着软骨的生长，男孩的喉部将形成明显的突起，即喉结。在许多男孩中，由于体内一些激素含量的增加，乳房可能会出现暂时的肿胀（出现类似女性乳房的现象，它被称为"男性乳房发育症"），然后又恢复男性乳房的特征。

身体上的变态发育以及新的冲动将会使男孩和女孩对自我形象产生怀疑。

因此，很容易理解为什么青春期的孩子即便是在面对自己的同龄人时，也会感到尴尬和害羞。爱里克·埃里克森是一位潜心研究青少年问题的心理学家，他将青春期的初期描述为一种"生理革命"。它要求青春期的孩子将那些"激素风暴"带来的性冲动与自己的人格大背景相融合。一旦孩子在该阶段未能形成一种新的、不同的身份认同，即一种非幼稚的、与当前所经历的身心变化相匹配的身份认同，那么，他们可能会陷入孤立。相反的，如果形成了相匹配的身份认同，那么，他们的性别认同将得以巩固，自尊和自主的意识将得以增强，对父母的依赖程度会降低。这个过程耗费的时间或许比较长，有时，也可能并非一帆风顺，就像后面的两个案例所讲述的那样。

案例一：

罗伯托已经是一个十三岁的男孩了，但让他洗个澡简直比登天还难。他的妈妈费了九牛二虎之力才能让他每隔三四周洗一次澡。让他换掉那身臭气熏天的内衣裤也好像蚍蜉撼大树，他永远都不愿意穿干净的新衣服。有一次，他竟然把运动裤套在睡裤外面就直接去学校了。在家里，他一点儿都不愿意出门，但愿意十分细心地收集球员卡片、动物卡片和歌手照片。虽然他的嗓音依旧稚嫩，但脸颊上的粉刺和初生的软胡须已经宣告了青春期的到来。

对于那些提醒他注意修整装容、保持清洁的人，他只是漫不经心地回答："我这样挺好。"

虽然他幼稚的身体正在发生改变，但他丝毫不想做出任何改变。收藏物件时的细致与对保持清洁的抵制之间似乎存在着某种联系：罗伯托是一位害怕变化的保守派。只有当一切都安排停当，并且不做出任何改变时，他才会有安全感，正如他按照自己喜欢的方式收藏物件一样，他想要保留自己幼稚的身体。

他热爱自己的身体，希望能一直拥有这个身体，直到现在他都感觉很好。不洗澡、穿旧衣服的罗伯托实际上是在不自觉地抵制变化。洗澡之于他就是"换新皮"，对此，他下意识地害怕。他那充满稚气的衣裤已然与他合为一体了，他认为，它们是他自身身体的一部分，组成了他对自己的身份认同。因此，他不愿用新衣服取而代之。这意味着，他要抵制那些因成长而引起的令人不安的变化。那么，我们能做的就是，帮助他接受成长的现实，并迈出重要的一步，使他自己勇于应对即将发生的其他变化。如果父母力所不能及，那么寻求心理医生的协助会很有用。

案例二：

克劳迪娅也十三岁了，但与罗伯托不同，她成长迅速，在外貌上，已经脱去了孩童的稚气，取而代之的是成年女性的成熟。从前，她的身形稍显单薄，但现如今已变得丰腴了许多。过去，她曾梦想成为一名舞者，但现在恐怕不得不放弃自己的童年梦想了。

与小时候相比，她的头发也发生了很大的变化，它们变得又黑又毛躁。她一点儿都不喜欢自己的头发。她与自己的新身体相处得并不融洽，以致她昼夜都深陷在一种恐惧之中。

只要一闭眼，她就被接连不断的噩梦所侵扰。在她的梦里，家里的物件都幻化成了令人厌恶的虫子。日间，她也害怕遇到那些梦中的虫子，以致只要一提到"虫子"这个词，

她就会感到惊慌失措。

这种恐惧症是伴随着月经初潮一起出现的，它隐晦地表达了克劳迪娅尚未成功地适应青春发育期的变化，并因此感到焦虑以及缺乏安全感。

也许克劳迪娅需要一点时间才能克服这种恐惧症，但重要的是，她必须学会接受自己成长带来的种种后果。同时，她身边的家人也需要慢慢地带她走上正确认识自己的道路。

外表经常会骗人。一个女孩可能会拥有比实际年龄更成熟的女性外表。相反的情况也不鲜见。比如，一个男孩可能在外表上比同龄人显得发育迟缓一些，但他的心理年龄可能比同龄人更为成熟。成人懂得万事万物都处于动态平衡和不断变化之中，也明白这些外表上的变化最后都会趋于正常。但青春期的孩子并不会这样看问题，他们害怕自己与别人不一样，总觉得自己哪里不对劲。

孩子需要得到宽慰，家长要让他们知道每个人都有自己的成长节奏，而且在这方面，不存在谁先谁后的问题。作为父母，我们的任务就是试着帮助他们。

最后，关于性成熟的另一个话题也值得我们重视。虽然，此时的孩子在生理上已经具备了怀孕分娩和走进爱情的可能性，但是，他们年龄尚小，还无法为自己的行为负责。无论是对偷尝禁果的年轻父母，还是对他们的原生家庭来说，不负责任的性行为都将导致严重的后果。这也正是父母要重视性教育的原因所在。

老师可以在初中科学课堂讲解人体构造时，或者在专门的性教育或情感教育课程中，向学生提供这方面的信息。在家庭中，理想的情况是，妈妈与女儿或者爸爸与儿子建立一个像卡片14和卡片15所示的对话空间。除了父母之外，当然，其他养育人也可以扮演类似的角色。许多当代家庭已经不具备那种典型的"父母+孩子"的传统结构了：有些是单亲家庭，有些是祖辈和孙辈共同生活的家庭。

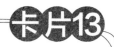

月经周期和卵巢周期

月经的到来标志着女性青春发育期的开始。在生理层面上，月经是这样发生的。

大约每28天，会有一颗卵子成熟，这就是一个卵巢周期。在子宫腔中，子宫内膜会发生周期性的变化，以允许卵子着床。如果卵子没有受精，那么子宫内膜就失去了用武之地，会脱落出血并随月经排出体外。

月经是每月周期性的出血，一般每次持续3~5天，可能会伴有下腹疼痛和其他症状。

卵巢周期由卵巢调控。卵巢上覆盖着一层由含有卵母细胞的细胞聚合体（格拉夫卵泡）组成的组织。在每个卵巢周期中，随着卵泡的成熟，卵泡的体积会逐渐增大，直到它破裂并释放出成熟的卵子。这个过程被称为排卵，大约发生在整个月经周期的第14~15天。

脑垂体是一个位于大脑底部的小腺体，它能够产生促卵泡激素。在促卵泡激素的作用下，卵泡逐渐发育成熟。这种激素还会刺激卵泡细胞产生另一种激素，即雌激素。雌激素则会刺激子宫内膜的生长，以利于卵子着床。

当一个卵泡破裂释放卵子后，它会立即增生形成所谓的黄体。这是一种临时的腺体，在经由脑垂体产生的第二种激素（促黄体生成素——负责黄体的生成和维持）刺激后，分泌黄体酮。

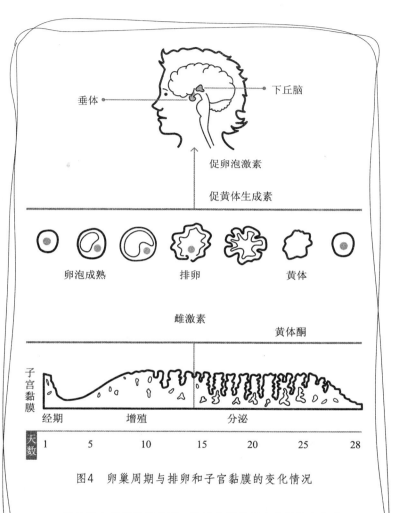

图4 卵巢周期与排卵和子宫黏膜的变化情况

黄体酮在月经周期的第二阶段会刺激子宫内膜发生变化。

因此，存在着这样一种生物钟，使得脑垂体每28天分泌一种激素，然后再分泌另一种激素。如此月复一月，周而复始，形成一系列连锁反应。

🛈 提问与回答

青春发育期的她

问：青春发育期到来之后，会发生什么？

答：成长会带来诸多的变化，青春发育期也不例外，它是成长过程中一个十分重要的组成部分，并且有一个准备和逐渐成熟的过程。月经初潮就是女孩最终成熟的标志。月经就是阴道的周期性出血。这是每个女人都会经历的过程，没什么可怕的。

问：月经会什么时候来呢？

答：月经初潮通常出现在12~15岁，有时也会出现在10岁或11岁。它每次会持续3~5天，且每28~29天就会出现一次。它们保持着自身的节律，这被称为月经周期。我们的人体还被许多内部节律（心跳、呼吸、体温、脑电波）所调控。对女性而言，直到50岁左右，她们都会受到这种激素节律的调控。在此期间，她们会受孕生子。

问：可为什么会出血呢？

答：子宫内壁上覆盖着一层用来接收受精卵的组织。如果卵子未能受精，那层组织就会脱落。在脱落的过程中，就会出现出血现象。经血中常常会有一些块状物，它正是从子宫内壁上脱落的组织。

问：月经来临时，会觉得疼吗？

答：有时会疼。这种疼痛是局部的，常常位于小腹的位置。这表明子宫正在收缩，类似于痉挛。有时，这种感觉很烦人，但可以忍受；有时，疼痛会异常剧烈，但只需吃一片止疼片，疼痛感就会在15~20分钟内减缓甚至消失。在月经到来之前，你可能会感到疲倦、紧张或烦躁。但当新的月经周期开始时，上一次月经带来的不适感将随之消失。不管怎样，这种不适感是因人而异、因时而变的。

问：来月经了就说明可以生孩子了，是这样吗？

答：是的，是这样的。尽管生孩子是女性较男性更独特之处，但这并不意味着月经来了就可以过早地怀孕。虽然养育孩子是一件美好的事情，但是这也将改变一个女人的人生。为人父母并非易事，需要做好充分的准备。

问：怀孕时，也会来月经吗？

答：整个孕期以及分娩后的40天内，有时甚至在分娩后的3~6个月的哺乳期内，月经将全部停止。不过，并非所有女人在其哺乳期间都不能怀孕。如果在此期间有性行为发生，那么一些女人也可能会怀孕。

问：我不想有月经……讨厌每个月都有……

答：它确实有点儿令人讨厌。但就像我们能够习惯身体的其他变化那样，随着时间的推移，有些原本让人觉得奇怪、不讨人喜欢的事儿，后来，我们都慢慢地学会去正确评价它了。

青春发育期

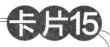

青春发育期的他

问：早晨起床的时候，我的……嗯……是硬的。这是为什么？（8~10岁）

答：睡了一大觉之后，这种情况是可能发生的，或许只是因为你想小便了。等你小便完之后，阴茎就会变正常了。这种阴茎变硬的状态被称为勃起。

问：可在别的时候……嗯……也会勃起。当我看到电视里那些爱情场景时，也会这样。（8~10岁）

答：如果是这样，就说明你正处于一种兴奋的状态，这与想小便没有任何关系。但并不是只有你会有这种反应，其他男人也会这样，这是正常的。

问：有时候早晨起来，我发现自己尿床了……（11~12岁）

答：这是遗精。在你熟睡的时候，精液（由睾丸产生的液体）自发地流出来了，对此，你是无意识的。遗精可能发生在你刚睡着时，也可能是在半夜，或者在天亮前。这是在所有男孩身上都可能发生的正常现象，这说明你们正在成长，正在逐渐地从男孩变为男人。

【正如前面所说的，一些孩子会羞于面对这一问题，因为他们会误以为自己尿床了，并感到万分尴尬。在这种情况下，父母可以从上面的回答中获得启发，在青春发育期到来时，主动地讲给孩子听。】

问："性成熟"是什么意思？

答：这是正常现象，意味着男孩腹腔内的精囊腺已经充满了精液。他们的睾丸产生了大量的精子。遗精现象说明男孩的身体内部正在发生着某种变化。男孩此时正经历着性觉醒，并且在生理层面和心理层面同时发生，因为，生理和心理是不可割裂看的。一个梦、一个荧幕上或广告中的爱情场景、一部爱情小说、看到或近距离接触一个女孩，都可能会激起男孩的一种想法，并通过刺激人的大脑和神经系统，从而产生性欲。

问：有人说自慰对身体有害，还有人说那是罪恶的事儿……

答：从前，人们也说它会引起阳痿，甚至会使人变瞎……但事实并非如此。虽然，对我们的身体来说，自慰不会带来什么危险，但是我们要避免养成经常性自慰和看少儿不宜的电影并从中获取愉悦感的不良习惯。

问：我听说，在青春发育期，我们都会明显地成长。从哪些方面能看出来呢？

答：是的。男孩和女孩在11~13岁各方面的成长都非常明显，并且一直会持续到18~20岁。身高的增长不是进入发育期唯一的标志。成长还体现在其他许多方面，比如，腋下和私密部位开始冒出细软的毛发，并且月复一月，逐渐变得浓密起来。一般来说，男孩的阴毛是围绕着性器官生长的，但也可能会朝着肚脐的方向一直蔓延生长，最终呈现为一片菱形的阴毛区。接近青春发育期的尾声时，男孩的大腿和胸口上也会长出一些毛发，胡须也在这时呈现出了它最初的模样。总而言之，每个人都遵循着各自的成长节律，大家是各不相同的。

问：进入青春发育期，男孩的身体还有什么其他标志吗？

答：男孩会变声，特别是音调将发生变化。随着青春发育期的到来，儿童时期典型的尖细的嗓音会变得低沉。鉴于此，原本参加童声合唱团的孩子将不能在那里继续待下去了。男孩的鼻子和双手也会变大，身上的肌肉组织也将生长。当他们出汗时，身上会发出一种他们在自己儿童时期不曾有过的气味。这都是由体内的激素造成的，因为儿童体内的性激素含量比青少年少得多，而且儿童身上的一些腺体尚未进入工作状态。男孩也会增加对异性的兴趣。

激素之外

对一些孩子来说，他们早在自己的童年时期，就一边与同伴玩着"过家家"或者"看医生"的游戏，一边探索着自己身体的敏感度，那时，他们已经首次体验到了与他人"共享"的愉悦感。然而，随着青春发育期的到来，孩子有了获取愉悦感的新来源，并且出现了新的"共享"模式。

除了好奇和兴奋之外，这一时期的孩子对变化心怀疑虑，对未知心存畏惧。他们会不断地发问："我有魅力吗？""怎样才能吸引他/她？""我会成功吗？""他会有什么反应？"

一种十分矛盾的情况也在这时出现了。在激素和各种变化的影响下，青春期的孩子开始展现其身体方面的魅力，但同时，在男女混班的学校中，孩子开始以性别来划分不同的群体。

孩子会遇见"与自己不同"的人，被对方吸引，并与对方在一起。这本身是一件令人快乐的事儿。然而，孩子从中获得的愉悦感可能会与其他外部刺激和自身情绪相冲突。

特别是，有的孩子会因此产生难以抑制的害羞和尴尬情绪（参见男孩毛罗的案例），然而，也有的孩子在同性同龄人的支持和开导下，较好地应对了这一状况（参见女生索尼娅的案例）。

"我和罗伯塔（女孩）已经做了3年的朋友了，我们经常一起去滑雪，或者在我俩其中一人的家里做作业"，14岁的男孩毛罗说，"她很幽默、很风趣。我俩在一起的时候畅所欲言、无话不说。但当她看着我的时候，我们的友谊似乎变成了另外某种不同的东西。罗伯塔变得既漂亮又可爱，我担心这会改变我们的友谊。我不知道该怎么办。"

"在我13岁时，我真的很喜欢一个男孩"，现已20岁的女生索尼娅说，"我很喜欢他，但他太厉害了，我无法接近他，甚至连跟他打个招呼，或者面对面看他一眼也做不到。如果他向我走来并且我只有一个人的时候，我会假装没有看到他后，借故走开。只要一见到他，我就心跳加速，满脸通红，就像个红辣椒一样。可我不想在他面前脸红。如果他知道了我喜欢他，我会害羞地无地自容。只有当我的女性朋友也在场的时候，我才有勇气站在他身旁与他交谈。为了隐藏我的情感，我甚至暗示自己：他正在和我的闺密谈恋爱……但幸运的是，我的闺密已经有了心上人。"

为了帮助孩子轻松应对这种从儿童期到青春发育期过渡中可能出现的典型状况，一些像美国那样的国家会鼓励年轻人无论是否处于青春期，都可以向自己的朋友和亲戚展示自己的"对象"，不过只限于几个拥抱和短暂的亲吻。

魅力、愉悦和害羞是男女共有的情绪或感受，尽管在感觉和行为方面可能存在一些差异。但一般来说，男孩（尽管个体之间存在相当大的差异）往往更容易受到异性的某些细节或特征的刺激。他们不仅会被女性的身体及动作吸引，还可能被她们的服饰、妆容、发型、首饰、香水味所吸引。男孩对这些"刺激"非常敏感，他们会在完全无意识的情况下，内心产生张力，甚或性冲动。这种男孩对刺激做出的"反应"是一种自然的冲动。

生理因素和社会环境因素具有高度复杂性且相互交织，以致在心理成熟和社会风尚之间也存在着相似的情况。从某时起，男性开始关注他们的外表并紧跟时尚潮流来打理自己的头发，选择衣服和鞋子。最初，这些都是妈妈需要考虑的问题，但现在则轮到儿子自己来考虑了。

近年来，不仅仅是女性，男性也开始穿耳洞、戴耳环，这似乎已经成了他们展示自身魅力的工具。这些行为有时能够给人一种仪式感，有时能够起到增加美感的作用，有时也给人以陷入感情的暗示。与二三十年前的男孩不同，今天，他们为了打扮自己的外表，会毫不畏惧地使用那些曾一度为女性专用的饰物，他们完全不担心这些行为会模糊自己的男性身份。他们似乎回到了几百年前，那时的男性沉迷于使用丝带和假发打扮自己。

男性和女性之间的另一个区别是，男性更趋向于把性行为与情感或人格的其他方面分开对待，这意味着他们更容易与人发生性行为。相反，女孩会尝试在发生性行为之前，先与对方建立一种关系，而且她们比男孩更沉迷于眉目传情、甜言蜜语和增进感情。这些"插曲"正好体现了女孩比男孩更强的谨慎本能。这是由于女性更容易受到性行为带来的不良后果的影响，因此，她们在同意发生性行为之前，需要充分了解对方是谁以及所做的事情意味着什么。对许多女孩来说，被人追求本身就令人感到满足和愉悦，即便最终双方没有任何身体接触、亲吻或抚摸。被人仰慕和渴望会令人感到愉悦，通常，她们不会使用一般语言来反映这种感受，而常常会用巧妙的言语传递一些好感。

但是时至今日，什么事都有可能发生。今天我们看到，在许多情况下，如果男孩不积极"进取"，女孩反倒会采取主动。当代年轻女性在性方面变得越来越大胆，这显然要归因于今天更加简便、有效的避孕和预防性病的措施。但同时，这也取决于社会大环境的改变。就像象征着无限循环的衔尾蛇一样，大量与性相关的刺激和信息在媒体和广告的推波助澜之下，以不同的形式在当前的社会环境中大肆传播。它们重塑了人们的行为模式，改变了社会风尚，传播了新的生活方式以及关于情感和性的理念。

简而言之，生理因素和心理因素以极其复杂的方式相互交织。在这件事上，青春期的孩子往往讳莫如深，因为它牵连的因素太多，而且通常向他人透露自己的私密会使他们觉得自己容易受到责难。

青春期的孩子经常感到自己是"众矢之的"，总被别人的目光紧紧盯着，并且特别害怕那些总爱对他们做出评价的成人。然而，如果成人能够本着因势利导、因时而变的原则，妥善谨慎地应对这些问题，那么孩子将会更愿意听从他们的教诲。

一条始终有效的黄金法则是，在处理相关问题时，不要将孩子对号入座，最好对事不对人，同时，不要使用贬低或轻视的语言去做评判。我们需要透过现象看本质，放下身段近距离地去发掘那些与孩子密切相关的"热门"话题背后的真实原因。通常，这时期的孩子喜欢收听和阅读科学出版物，或者他们更倾向于同局外人，而不是同自己父母倾诉内心的想法。他们是否害怕父母对他们做出评价？又或者，他们是否害怕自己在父母眼里不够优秀？

疏导性幻想

　　在多大的年龄发生第一次完整的性行为是合适的呢？包括孩子和父母在内的许多人都会提出这样的疑问。但似乎没有唯一的答案。然而，无论如何，发生第一次性行为的年龄是因人、因时、因事而异的，因为每个个体除了本身各不相同之外，其在境遇、缘分、机遇等各方面亦不尽相同。

　　可能有极少数孩子在他们进入青春发育期后不久就初尝禁果，但是，对绝大多数人来说，他们仍会再等上若干年。据统计，意大利人发生初次性行为时的平均年龄在欧洲是最高的。根据杜蕾斯公司（一家生产避孕套的跨国企业）基于34000份调查问卷的研究分析得出，在2012年，意大利青少年发生初次完整性行为时的平均年龄是19.4岁（略低于西班牙的19.5岁，但高于法国的18.7岁和德国的17.8岁）。然而，年龄均值并不足以向我们展示详细的总体趋势。

　　比如，它没有表明，有多少人发生初次性行为时的年龄低于平均值，男性和女性之间的年龄差是多少。根据世界卫生组织的研究数据显示，2009年至2010年期间，在意大利，分别有15%的年满15周岁的女孩和26%的年满15周岁的男孩与人发生过性行为。在法国，这个数字分别为23%和28%。在西班牙，这个数字分别为20%和23%。这意味着超过三分之二的人并未在过小的年龄与人发生初次性行为。

对于大多数年轻人来说，从他们进入青春发育期到发生初次性行为之间存在着一定的时间间隔。这至少部分地解释了，宣告青春发育期到来的人体"生物钟"无法同时使孩子获得在处理性关系或感情关系方面的能力。人与人的关系是双向的，具有高度复杂性。其中，"对方"也是一个至关重要的变量。我们必须接受他的存在，努力克服羞怯，尝试进行沟通，坦然面对情感的流露，在对等的情况下，不断地与对方进行磨合。在这方面，以下两位15岁孩子之间的简短交流很有启发性。

"你和罗莎娜在看电影的时候一直亲热个不停。"保罗说。

"好吧，多亏电影放完了……"马里奥笑着回答。

在青春期孩子的身体发育成熟与具备建立异性关系的能力之间存在着某种鸿沟。早期的异性关系会激发极大的兴奋。然而，在某种程度上，这更多的是一种持续时间不长的迷恋，而非异性之间的真正了解和相互接受。通常，有无男朋友（或女朋友）被青春期的孩子认为是他们向同伴展示"社会地位"的标志，而不是为了真正的交往或情感的分享。这些迷恋均以自我为中心，而不是关系。因此，有时会发生这样的情况：在一群青春期的孩子中，会形成一种模仿旋涡——所有女孩都迷恋同一个男孩，所有男孩都迷恋同一个女孩。实际上，那个男孩和那个女孩原本只是某些人追求的对象，但是，在一种类似于群体模仿压力的作用下，其他人也纷纷将自己的兴趣转向那些被认为是（或似乎是）最令人渴望、最具吸引力、最"酷"的人。

在讨论性关系的话题时，我们必须理解这其中的渐进性，即它是一个由尝试阶段、亲近阶段和分离阶段组成的、有自己节奏的过程。

青春期是孩子向成人过渡的重要时期，在这一特殊阶段，孩子的身体会发生很大的变化。比如，从进入青春期开始，男孩的身高会在性激素的作用下迅速增长，肌肉开始变得发达，身体也会变得更有力量，同时还会出现第二性征，如喉结开始突出，开始变声，胡须也会悄然出现。这些都是青春期的男孩应该了解的，因此父母不用藏着掖着，要将相关的知识直接告诉他们。

在成长的过程中，每个孩子或多或少地有过这样的烦恼和体验：幻想自己与爱慕的异性花前月下、卿卿我我，发生种种浪漫的"故事"。可是，有些孩子对此产生了罪恶感，认为自己思想很下流；有的孩子努力克制自己不去想，可总是控制不住自己的思想和行为，甚至为此影响了学习，痛苦万分。其实，这些都是青春期性幻想的表现。

性幻想是正常心理活动的一个组成部分，适度的性幻想可以缓解青春期孩子性欲望与现实之间的矛盾。但万事皆有度，无休止地沉溺于性幻想，不仅会影响学习，还会影响孩子的正常交往。为了孩子的健康成长，父母一定要重视这个问题。

进入青春期的孩子对异性产生好奇、早恋、性幻想等是无法回避的问题，也是孩子青春期正常的现象。父母如果假装不知道这回事，不跟孩子沟通这方面的事情，而是听之任之，孩子就会发生严重的身心问题，给孩子的成长和家庭带来不好的影响。

进入青春期后，随着性器官的逐渐成熟，孩子的心理也会发生微妙的变化，不仅对异性开始产生亲近的意识，还对两性的秘密比较好奇。

有些青春期的孩子认为性冲动、性幻想是可耻的，一旦出现这种情况，他们就会自责或产生恐惧感和罪恶感，如此必然会严重影响他们的生活、学习和交往，甚至会影响他们今后的性心理。因此，父母一定要和孩子及时沟通，多给他们讲些相关的生理和心理知识。

随着第二性征的出现，孩子更加关注自身的性别角色和与之相关的形体特征，男孩希望自己英俊、高大，具有男子汉气质，女孩希望自己漂亮、苗条，温柔可人。

同样的，他们也会在心里描摹心仪的异性形象，继而在梦中也会出现。为了疏导孩子的性幻想，父母就要多让孩子参加丰富多彩的活动，如远足、野餐、比赛等，分散他们的注意力。

案例一：

鲍勃虽然没有想与女孩过度亲密，但有的时候，正在看电视时，就会幻想着自己和心爱的女孩拥抱在一起，彼此亲吻，甚至还会在想象中与女孩做出逾越雷池的举动。

尤其是每天晚上做完作业，洗漱完躺在床上的时候，鲍勃的思绪更是天马行空。在这样的想入非非中，鲍勃明显感到自己的内心躁动不安。久而久之，鲍勃每次一看到年轻女孩，内心就会躁动，他觉得自己非常下流，甚至都不敢直视女孩了。这种心理压力严重影响了鲍勃的学习，从而在上课的时候经常走神。明知道自己这样想不好，他偏偏控制不住自己，这让他非常苦恼和纠结。

青春期的孩子有与异性交往的渴望，这种渴望源自人类的本能，无法扼制，也不能放纵。由于异性交往毕竟不同于同性交往，存在一些不安全因素，父母对此必须重视。要想减少对孩子的伤害，父母从一开始就要引导孩子把握好与异性交往的分寸。

青春期的男生和女生之间出现早恋，或者经不起诱惑，或者情之所至，从而在个别男女之间发生性行为是有可能的。如果发现孩子确实已经恋爱，父母就一定要告诉自己的女儿：不要在没有做好防护措施的情况下发生性行为，更不能为了满足好奇心而跟对方发生性行为。否则，只会伤害自己。

不可否认，大多数的异性交往都是正当的、安全的，但对一些存在潜在危险的情况，父母一定要及时提醒孩子注意与异性交往的分寸，以免孩子受到伤害。

案例二：

杰西卡正在上高二。最近听说他们班上有同学在谈恋爱时，我问她有没有喜欢的男孩。当她说没有喜欢的男生时，我不太相信，因为她长得很好看，性格也很好。经我再三询问，女儿才直言不讳地告诉我，她确实有个男友，是他们班长。我开始查找资料，于是一则因发生性行为而怀孕的高中生案例进入我的视线。我很担心女儿，越想越害怕，想跟女儿沟通一下，可是我该怎么说呢？我又担心自己跟女儿沟通了，会让女儿认为我不相信她。真是为难啊！

很多孩子之所以会偷尝禁果，就是因为父母的一再禁止。因为很多父母只是禁止孩子，但没有向孩子讲明禁止的原因，或者没有讲明过早进行这种行为对身心健康带来的伤害，所以孩子自然就会放松警惕。如果孩子跟父母对着干，情况就更糟糕了。

在家庭中，如果父母不主动与孩子进行性方面的沟通，孩子就会很少主动向父母提起这个话题。而且，孩子年龄越大，沟通越难进行，更不愿向父母敞开心扉。为了不发生令自己后悔的事情，父母最好提前对孩子进行性教育，引导他们正确认识性行为。当得知女儿有了谈恋爱行为时，妈妈就要及早地对女儿进行性教育，让女儿认识到过早进行性行为的危害，教女儿在遇到不合理的要求时断然拒绝对方，有效地保护自己。

总的来说，父母一定不要对性教育讳莫如深，否则，虽然可能会避免一时的尴尬，但有可能会搭上孩子一辈子的幸福。

性取向

　　正如前文已经提及的，青春期早期的孩子可能会经历一个短暂的性特征不明显的阶段。同龄人之间进行的一些谈话通常可能并不符合基本事实和科学常识，从而造成他们思想的混乱。因此，孩子与成人谈论这些话题是十分重要的，他们不应受到我们的警告或闭口不语。比如，最好不要将同性恋与同性同伴之间非常亲密、独特的友谊混为一谈。

　　在青春期，孩子都想找个知己或闺密。寻找一个异性或陌生人作为知己或闺密可能会带来尴尬、有时甚至恐惧；而在同性朋友中选择知心密友或许是令人放心的。这可以是一种非常牢固、仅限于两人之间的关系，甚至会持续很多年。同性的知己或闺密会被孩子看作是自己的一个镜像，即另一个自己。孩子通常会十分信任他/她，与他/她在一起会感到轻松自在。这种寻找知己或闺密的行为不是同性恋的表现，而是成长的一个阶段。

在12~15岁时，男孩和女孩开始意识到自己的性取向。在16~18岁时，他们通常会知道自己究竟被异性还是同性所吸引。这时期的孩子形成稳定的性取向的过程通常不是线性发展的。可能会发生这样一种情况：一个后来变成异性恋的孩子在现阶段可能会被同性所吸引，甚至他们有感情交流。如果当一个孩子面对一个人的身体，并且不考虑性别的因素时，一个孩子感到情绪波动、全身发热，甚至觉得对方十分性感，那也不一定意味着这个孩子就是同性恋或异性恋。此外，在异性恋和同性恋欲望中，都存在着一种"占有"伴侣或模仿伴侣的冲动。因此，可能会发生这样的情况：一个孩子在接近于成熟的性行为之前，可能会喜欢自己仰慕的人或自己的模仿对象，或者只这样想而不付诸行动，但最终，他的性取向又逐渐变成了异性恋。

根据性学家提供的数据显示，大约10%的青少年有过同性恋式的交往。

然而，在同性恋者中，更为常见的是同性恋式的渴望。

有些青少年也许会疑虑，即是否有过同性恋式经历的人就一定是同性恋者。答案是"不一定"。因为那种同性恋式的经历可能并不代表一个人最终的性取向，而只是某个人在一个时间段内对自己的性进行探索、发现的过程。同时，在一些古代社会中，如古希腊和古罗马社会，同性的年轻人之间进行身体上的"交流"并不会被认定为同性恋者。

对一个人的性幻想以及与性有关的梦境进行分析，是了解这个人同性恋倾向是否占据主导地位的一条路径。

如果在这些幻想和梦境中，同性总是成为主角，那么这个人很可能是同性恋者或双性恋者或跨性别者，即这个人会在不考虑性别的前提下爱上另一个人。心理学家理查德·伊赛在《同性恋：男同性恋者及其心理发展》一书中写道："总的来说，在异性恋者眼中，同性恋幻想听起来是不自然的。但在同性恋者眼中，这种幻想及相关的行为似乎是自然而正常的。"

"通常，在异性恋者中的男性角色中，同性恋幻想会在青春期后期首次出现。在这一阶段，他们身上日益显现的'男性'攻击性倾向会激发一种男性的威胁和冒险的精神。这就是男性异性恋者会产生幻想的原因所在。此外，在男性同性恋者中，同性恋幻想通常会在较早的时候出现，大约是在四岁的时候。"

有些人很晚才会接受自己的恋爱取向，以及随之而来的一系列意想不到的情况。特别是，一些人因为自己的性别认同而感到内疚、羞愧，或者害怕受到社会歧视。这也是为什么一些人即便在青春期就察觉到自己会被同性所吸引，却仍然努力尝试体验异性恋爱，以摆脱那种被社会和自己认为不正常、应受谴责的同性恋倾向。

此外，也有许多成年同性恋者声称，他们从青春期起，甚至一些人早在6~7岁时，就感到自己是完完全全的同性恋者或跨性别者。伊赛对此解释说，许多——显然不是所有的男性异性恋者在儿童期非常喜欢进行一些传统的、充满攻击性和竞争性的活动。然而，男性同性恋者在儿童期时，我们既可以找到阳刚型的，又可以找到娇弱型的。

下面我们来阅读关于一位30岁跨性别者的案例。他在解剖学意义上是一位男性，但在心理上却是一位女性。

在上小学的时候，每天下午，他都会跟几个同学一起玩耍，但他发现他们都很愚蠢。他们比他更具攻击性，总是打打闹闹，而他不喜欢这样。9岁时，他一直对曾经在电影里看过的一个古罗马士兵念念不忘。

大概在15岁时，他第一次认为自己不正常。那时，他仍然不太清楚自己是不是喜欢男人，但他知道自己肯定不喜欢女人。当他的同学谈到女人的时候，他总会感到很无聊，而且当他在街上看到肌肉发达的男人、阳刚的身躯时，他总会情绪激动。总而言之，他真的害怕自己哪里出了问题。在家人面前，他尽力伪装，绝不露出任何蛛丝马迹。

后来，他感觉稍微好了一些，并安慰自己说："随着时间的流逝，这些幻想终于从我脑子里消失了。"但实际上并没有。事到如今，这已经成了板上钉钉的事实。

他感到抑郁，甚至想过自杀。现在他已经三十岁了，他想找一个男人，和他建立家庭，最好能收养一个孩子，组成一个真正的家。但这是不可能实现的，因为对普通人来说，他仍然是一个男人。也许他可以做变性手术，但是，要让一个男人和一个变性人永远在一起又谈何容易啊。

尽管时至今日，社会对非异性恋者的态度正在发生改变，但是，对青少年来说，有易性癖倾向将大大增加他们的生存难度。当他们的性取向被人揭露后，他们与同龄人之间的关系也将随之改变，并可能因自己的性取向被认定为"异类"。人们已经对异性恋倾向习以为常，因此，对于青少年来说，同性恋倾向将成为他们的一种身份标签。在别人眼里，那是他们最明显的特征。对当事人而言，那将是一个挥之不去的缺点。可以预见的是，这种情况会导致当事人内心的不适并表现得不合群。

同性恋恐惧症（下称"恐同症"）在成人和青少年中普遍存在，并且人们在公开场合通常对此也毫不讳言。比如，说唱歌曲中就充斥着许多恐同症的成分。作为少数群体的一部分，同性恋青少年极易成为那些以牺牲他人为代价来增加自身优越感的人的攻击目标，特别是当这些人具有不同的种族、文化背景或性取向时。

因此，学校和家长的首要任务就是保护青少年免受霸凌主义、种族主义、冒犯性言论和各类歧视的侵害。学校除了需要采取具体措施，制订保护计划之外，最重要的是要在学生中传播包容的文化。同样，家庭在教育孩子接纳他人及其"多样性"方面也发挥着重要作用。回到说唱歌曲，在那些歌曲中充斥着针对同性恋者和女性的语言暴力当然不是什么巧合，因为这两者显然都与以暴力为特色、占据社会支配地位的男性模式"格格不入"。

从近年来获得的一些科学研究成果看，男性同性恋者的大脑与女性大脑具有一些相似之处。人类的大脑中有一个负责激励强烈情绪的结构，被称为"杏仁体"，它是人脑的情绪中心。女性和男同性恋者的情绪中心比其他人更为活跃，特别是在专门负责管理情绪生活的右脑部分。尽管如此，这些只是片面而非最终的研究成果，它们仅仅关注了某些类型或性别，并没有涵盖其他所有情况（详见卡片16）。

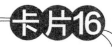

性别认同

性别认同是性别差异最核心的方面。它体现了个体对自己性别的认识，如男性、女性或其他。通常，人们的性别认同与生物学意义上的性别是吻合的，因此，一个女人应该认同自己的女性属性，而一个男人则应该认同自己的男性属性。

然而，也有例外的情况。一些生物学意义上的男性个体认为自己大部分是女性，而一些生物学意义上的女性个体则认为自己具有男性的属性。还有一些人认为他们的性别既非男性，也非女性：有的认为自己是两性的融合，也有的认为自己属于第三性别。下面是一些与性别相关的定义。

异性恋者：被异性个体吸引的男人或女人。今天，人们也会使用"顺性别"这个术语来表示顺应自己出生时即具有的生理性别的意思。

同性恋者：被同性的个体所吸引的男人（男同性恋者）或女人（女同性恋者）。

双性恋：被异性和同性的个体同时吸引的男人或女人。

易装癖者：喜欢在私人或公共场合将自己乔装打扮成异性模样的男人或女人。他们并不一定是同性恋者。

跨性别者：对其出生时被指定的性别感到无法认同的人。其中一部分人会求助于外科医生对他们认为属于自己的性别进行全面的"重新分配";而另一部分人则在假扮异性特征的同时,保留自己原本的生殖器。

两性人:在胚胎发育期间分化异常所致的性别畸形者。通常他们具有畸形的或相互混淆的男女生殖器官。在青春发育期,他们的乳房可以发育,并能够产生卵子或精子。

关于导致性取向异常的原因的假设

根据最新的科学发现，遗传和环境因素能够对性取向产生影响。

第一个影响因子来自基因，即母系亲属中同性恋者的比例（与遗传自母系亲属的染色体相关）。

第二个可信度颇高的影响因子是母体对男性胚胎中的抗原产生免疫反应。该假设由雷·布兰查德教授提出，根据这一假设，母亲每怀一次男性胎儿，母体就会留下免疫记忆，它对前述的免疫反应将产生强化作用。这一免疫反应恰好发生在孕期的最初几个月里。一般来说，那时正是胎儿的身体和大脑逐步朝着男性化气质发展的关键阶段。鉴于此，母体对男性胚胎产生的免疫反应将减缓胎儿大脑男性化的进程。换言之，有更多的兄长的人会增加男性同性恋倾向的可能性。

第三个影响因子来自环境或经历，涉及与当事人有过早期亲密的性接触的人的性别。

第四个影响因子涉及一般的早期性接触，即发生在十岁以前的亲密的性经历，无论对方是哪种性别。

在面对孩子有同性恋或跨性别倾向时，一般来说，今天的父母比以往任何时候都表现得更好。毋庸置疑，父母缺乏对孩子的了解，或将对儿女造成莫大的伤害。特别对那些处于青春期等身心不断变化且又十分微妙的孩子来说，情况更加严重。

孩子以哪种方式接受自己的性取向或不同于其生理性别的性别认同，以及如何接受自我，与父母在得知孩子的性取向后做出何种反应密切相关。

有时，孩子会主动向父母透露自己的性取向；有时，父母也可能在无意间发现自己孩子的性取向。特别值得一提的是，父母平时就这些问题所发表的意见将对孩子产生重要影响。

菲利波（20岁）解释道，多年来，他一直觉得自己像个怪物，因为他的父亲总是用辱骂和荒谬的方式谈论性取向异常者。因此，向父母透露自己的性别认同成了一件极为令人痛苦的事情。菲利波非常依恋自己的父亲，并担心他会拒绝接受自己的性取向。在与父母谈论这件事之前，他甚至想过自杀。但幸运的是，后来，他得到了来自朋友和母亲的支持。

无论孩子是同性恋者、跨性别者，还是异性恋者，几乎可以肯定地说，父母绝不可能置身事外。

代际之间确实存在鸿沟与边界。面对性取向异常和跨性别的话题时，人们总是容易陷于两难和矛盾的境地。由于大多数人认为同性恋和跨性别是违背道德的行为，以致父母和孩子之间的鸿沟将因孩子与众不同的性取向而变得更深、更大。

然而，有时，孩子也可能与父母中的一方"串通"。尽管没有什么普遍的规律，但一般来说，母亲会对男孩的性取向异常表现出更多的理解，通常都是她们承担着告知父亲的任务。

虽然，直至今天，仍然有许多非异性恋者生活在痛苦之中，但我们必须认识到，总的来说，不同的性别认同正越来越被我们的社会所接受。这将使许多非异性恋者既能坦然地接受自己的现状，又能正常地生活。

艾滋病

　　青春期的孩子之间时常会谈论性行为以及与之相关的各种危害，如艾滋病。然而，在大多数情况下，他们不喜欢被自己的父母问起这个问题。为了避免孩子自我封闭，父母最好不要对他们过于刨根问底。

　　父母关心孩子是否感染艾滋病或其他通过性接触传播的传染病，对孩子来说，可能会是父母调查自己的借口。

　　正如我们所知，我们可以在一般意义上讨论与每个人都相关的性话题，那将是十分中立的事情；但如果我们现时现地地讨论与自己相关的令人尴尬的性行为，将会引发别人的好奇心。这期间的孩子试图避免的正是后者这种对话，它让孩子觉得自己毫无遮挡、缺乏庇护并且可能会陷入一种糟糕的情绪之中。通常，对孩子来说，与关系较远的亲戚或一些专业人士（如医生、心理学家、性学家、性教育教师等）开展类似的交流是可行的，而且不会那么尴尬。

父母应该在传递信息的过程中保持中立。我们只需从一般意义上告诉孩子进行性行为会带来哪些可能的后果。不要向孩子提出过于私密的问题（或那些可能会被认为是过于私密的问题）；同时，也不要向他们提供少儿不宜的性行为的任何细节。一般来说，家长中与孩子性别相同的一方是帮助孩子解决此类问题最合适的人选。

艾滋病的出现使得"严重性病"这一概念再次进入大家的视线。在行为层面，为了保护自己远离感染艾滋病的风险，首先要教孩子忠实于自己的恋爱对象，并确保他（她）同样如此。但无论如何，唯一真正的"护盾"就是使用安全套。即使在与自己的伴侣发生性行为时，如果其中一个人之前与其他人发生过关系，那么这对伴侣相互之间的忠诚度也无法保证绝对安全。只有艾滋病毒检测可以证明一个人是否感染了病毒，并确定这对伴侣之中是否真的无人得病。

关于避孕套，我们需要向孩子传递的信息很简单：孩子必须使用它。由于种种原因，现实总是事与愿违。之所以发生一些无安全防护措施的性行为，有时，仅是因为女方想迁就或取悦对方而已；有时，是由于孩子不能接受成人对自己如何开展性行为的教诲。还有一些人，在他们心里总有一些类似于"这事不可能发生在我身上"的侥幸心理。在某些情况下，不受保护的性行为即意味着对疾病和死亡的挑战。在下面这个案例里，主人公差点就因此轻生。

罗伯托是19岁女孩加布里埃拉的初恋，他俩年纪相仿。

他们在一起度过了平静而浪漫的一年。突然，有一天，罗伯托因为移情别恋提出与她分手。这件事让加布里埃拉十分痛苦。沉浸在抑郁情绪中的她，在没有任何保护措施的情况下，偶然地与他人发生了几次短暂的性关系。在那之后，她被传染上了艾滋病毒。

缺乏防护措施的性行为——正如上述案例，是施虐、受虐冲动或抑郁冲动所引起的一种后果。施虐冲动会导致攻击性的行为。受虐冲动（即对自己施加攻击性的行为的冲动）会导致没有抵抗的忍受。抑郁冲动会导致对自己和他人的漠不关心。出现问题的个体可能会在性行为中带入以上种种类别的冲动。

然而，幸运的是，许多青少年已经意识到采取安全防护措施的重要性，在不能保证采取有效的安全防护措施的情况下，他们就会主动放弃发生性行为。有时，在这种负责任态度的背后，也可能隐藏着一种无意识的恐惧心理，即好像一旦使用避孕套就会被认为是为了防着对方。

因此，在向青少年推广避孕套等安全防护措施时，应当注重采用诙谐幽默和孩子喜闻乐见的宣传策略。重要的是，要让他们知道，避孕套不仅是一种安全防护工具，而且还有利于健康避孕的开展。一方面它为我们提供了安全保障，使我们远离病毒；另一方面它是我们的"朋友"，教会了我们等待（延缓眼前的需求）和尊重对方。

140

● 提问与回答

艾滋病与强奸

问：什么是艾滋病，什么是HIV病毒？

答：艾滋病是指获得性免疫缺陷综合征。这种疾病会使人的身体难以抵抗各种传染病。人之所以会得艾滋病，是因为感染上了HIV病毒，它会破坏人体对一些外来侵害的抵抗力。

HIV病毒首当其冲地会攻击一种特殊类型的白细胞，即淋巴细胞，淋巴细胞在免疫系统中主要担负着驱逐入侵的细菌和病毒的重任。被HIV病毒攻击的特定淋巴细胞称为辅助性T细胞（或称T细胞），HIV病毒会感染T细胞并与之结合，随即迅速繁殖。如果这种情况持续下去，其他T细胞也会遭到破坏，从而损害人体通过免疫系统对外部侵害做出反应的能力。感染了HIV病毒的人更容易发生其他感染，并可能患上一些健康肌体本可免疫的特定种类的癌症。

有必要知道，HIV病毒可以通过直接接触病毒携带者的血液或体液来传播。最常见的接触形式是与HIV病毒携带者交换使用针头或发生无安全防护措施的性关系。新生儿也可能从携带HIV病毒的母亲那里受到传染。尽管现在已经有一些针对HIV病毒和艾滋病的治疗方法，但依然没有疫苗或特效药物。因此，遵循某些预防感染的行为规范是非常重要的。

问：什么是强奸？

答：这是一种严重的性暴力行为，也就是违背一个人的意愿，使用暴力手段，强制与其进行性行为。违背意愿是指被施暴者或许因为不喜欢对方，也可能因为觉得那个时间点不妥，又或者出于其他任何的原因，不愿与对方发生性行为。在发生性行为这件事情上，双方必须都出于自愿，人们不应该只顾及自己的喜好而去使用暴力迫使别人服从自己。

远离早孕

我们习惯上会认为，青春期的孩子在发生性行为时，会采取必要的安全防护措施以避免怀孕。但实际情况并非总是如此。个别女孩丝毫不在意自己怀孕，她们选择事后堕胎；有些女孩在没有采取避孕措施的情况下发生性行为，并选择服用避孕药；而另一些意外怀孕的人选择了接受现实。

但是，也有一些女孩希望通过最初的几次性行为就能够使自己怀孕。

对于这时期的女孩来说，她们对这种愿望可能是有意识的，可能不愿承认，也可能是完全无意识的。女孩希望成为母亲其实并没有任何问题。对许多女性来说，她们无论是年轻还是年迈，对母性的渴望是女性身份认同中最基本的一个方面。

对刚成年的女性来说，她们模仿的对象就是自己的母亲。在结束童年期进入青春期后，女孩会重新调整自己对女性身份认同的看法，大多数当代青年女性会把女性的其他身份（她们学习、工作、旅行、结交好友、与人交往，但还不急于组建家庭）与母亲这一身份区分开来。对于她们中的一些人来说，母亲的角色因为许多不起眼的原因，在她们心中占据着主导地位；并且，不同于人们的一般认识，她们对母性的渴望与她们对伴侣的依恋不存在相关性。

在过去的社会中，尽管女孩的青春发育期来得更晚一些，但她们可以在非常年轻的时候（13~15岁）结婚。她们生第一个孩子的时候，可能恰好是在青春期后期，在此之前的几年，她们还无法受孕。此外，婚姻并不意味着立即拥有性关系。对年轻的女孩来说，结婚最重要的意义只是为了离开父母亲的家并找到一个比先前更合适的社会/家庭位置。如果女孩们不能在合适的年龄出嫁，那么，她们将不得不屈从于父亲的命令行事。从19世纪末开始，在西方国家里，孩子性成熟的年龄正在逐渐降低（详见卡片18）。这导致了孩子的性成熟与其社会身份认同之间产生了不匹配的现象。比如，根据意大利法律，无论孩子是否具有生育能力，允许结婚的最小年龄为18周岁。

从生理和心理的角度来看，现如今，在18岁之前怀孕都被认为是过早的。在这一年龄阶段怀孕，新生儿畸形和死亡的风险较高，同时，与同龄人相比，早孕妈妈的心理和情感的发展也会更加不稳定。再者，我们必须要考虑到，即使在最初阶段早孕妈妈——想要并寻求怀孕，或者不管怎样选择接受它——可以满怀热情地迎接新生儿的降生。但随着时间的推移，我们并不能断言一定不会产生任何问题。在许多情况下，首先需要面对的问题就是爸爸的角色。如果孩子的爸爸和妈妈是同龄人，那么一般来说，孩子爸爸是难以凭借自身力量来养家糊口、照顾妻子和孩子的。早孕妈妈通常会遇到的困难是经济上的拮据。

第二个问题涉及她们的学业和社会生活。对此，早孕妈妈的感受与之前相比已经大有不同，就好像她们比自己那一代人往前跃进了一大步。处于她们那个年龄的女孩，本来应该过着自由自在、无忧无虑的生活。对她们来说，与三五好友相伴都是非常正常的事儿，但现在，她们不得不独自一人在家中照顾宝宝。一些早孕妈妈也许会因此过度依赖自己的孩子，她们希望孩子能够补偿她们失去的东西或做出的"牺牲"（朋友、学校、娱乐）。但实际上，孩子无法弥补因自己的存在给妈妈带来的损失，所以，随着时间的推移，孩子将有可能成为妈妈的一种负担和麻烦。据统计，妈妈年纪太小是导致孩子受到虐待的原因之一。

对于一些女孩来说，怀孕代表着自身的成长，开始从原生家庭独立出来，即一种结束儿童期、脱离父母的仪式。然而，由于经济拮据、经验不足等原因，在新生儿出生后，那些在怀孕期间自以为已经长大成人、可以展翅高飞、自给自足的年轻准妈妈会形成一种新的依赖模式，即对自己父母（尤其是母亲）的依赖。这种依赖具有儿童依赖的行为特征。

根据该领域相关工作人员的披露，有时，在一些早孕案例中，似乎存在家庭的影响，而且这种家庭影响往往不是直接的、显在的，而是间接的、隐性的。

比如，可能会有这样一种情况，一位女士已经生养了许多子女，但她依然感觉身边缺少一个"襁褓中的婴儿"让她来照顾，于是，她不停地抱怨这一缺憾，并鼓励自己的女儿早点儿做妈妈。也存在另外一种情况，即一个孩子的出生是为了"替换"一位尚未逝去的亲人。

"我17岁那年，生了一个儿子。我全心全意地照顾他，并把自己所有的爱都给了他。孩子的父亲比我小1岁，他从未照顾过孩子，"现在已经35岁并嫁给另一个人的特蕾莎说，"当我出生时，我的母亲已经43岁了，她想要一个儿子，但一直不能如愿。她一直告诉我，她等得太久了，应该提早20年就结婚。有时，我一直在想，她的话是否对我产生了影响……"

从唯物的角度来看，一位青春期的女孩之所以会怀孕，是因为她没有采取必要的安全防护措施。有时，这是由于缺乏经验、知识，急于求成，取悦伴侣，或有意成为母亲而做出的选择。从心理层面上看，可能还存在其他不可言传、但发挥着决定性作用的原因。比如，一些女孩认为需要通过成为母亲来展现她们的女性特质。这种想法可能会导致她们在心理上排斥避孕措施。因为避孕措施将使她们处于不孕的状态，即幼稚状态，这与她们致力于展现女性特质，即成为母亲的渴望是背道而驰的。正如妇科医生所知，尽管年轻女孩会购买避孕药，但她们常常会因为遗忘或因自己当时的情绪拒绝服用避孕药。一些青春期的女孩也可能将怀孕视为填补内心空虚的一种方式，而完全不考虑这样的选择对自己和未来的孩子的人生意味着什么。

女孩需要清楚她们真正想要的是什么，怎么做对自己和他人最有利。事实上，人的理性想法和人的无意识欲望之间并非总是保持一致的。在女孩进入性成熟阶段时，一位具有相关知识储备的母亲是与她一起应对这个问题的合适人选。

女孩青春发育期的提前

从19世纪末到现在，随着生活水平的提高，女孩月经初潮的平均年龄从16~17岁降低到了12岁半。

有一些女孩甚至在更早的时候——11~12岁就会来月经。到底是什么原因过早地激活了孩子的发育机制，我们对这一问题仍然不完全清楚。

然而，其中有一些原因，严格地说，似乎与生物学领域无关，主要是社会因素的影响。人们对青春发育期提前的原因做了如下假设。

1. 过量食用含糖物质和肉类。过多地食用肉类，特别是那些使用了促进合成代谢的外源性雌激素的禽畜，可能是青春发育期过早到来的原因之一。

2. 双酚类物质的影响。特别值得一提的是，在多种塑料中存在双酚A（BPA）。双酚类物质会改变人体的激素水平和性的发育。

3. 化妆品的使用。化妆品和某些卫生护理用品（润肤乳液、指甲油）中的一些化学物质可能会对人体内的激素水平造成影响，促使青春发育期提前。

4. 刺激的作用。孩子越来越多地接触到各种性刺激，可能会激活他们体内负责协调青春发育期以及月经周期的"大脑中心"。因为视觉大脑皮层与下丘脑相连，下丘脑是人类大脑中最"古老"的部分之一，它负责调节包括激素在内的人体生物节律，是自主神经系统（非自发）的组成部分。

　　5.压力和家庭冲突可能会使性成熟提前几个月。同样的情况也可能会在缺少父亲的单亲家庭里发生。

校园性教育

正如我们所看到的，性是涉及个人生活以及人际关系的重要领域。从这个角度出发来思考性的问题是非常重要的，基于社会文化和个人信仰的不同，性的表现形式也是多种多样的。有的人可能会在快乐中与它共生，也可能会在恐惧中与它共存。它可能被彼此相爱的人视为爱的交汇点，但也可能成为暴力和剥削工具。它可能只关乎人的身体，也可能涉及人的感情。不同国家对裸体的不同看法就是一个十分有趣的例子。在斯堪的纳维亚半岛和德国，全身裸体可以完全与性相剥离，丝毫不会被联想到丑闻或挑衅（想想桑拿爱好者足矣），而在其他地方，全身裸体容易被赋予性的内涵。

　　性以及它对人们生活的影响具有复杂性，既有积极的意义，又有消极的意义（传染病、意外怀孕、性暴力）。鉴于此，许多西方国家在学校里开设了性教育课程，并为家庭制定了相关的指导方针。

学校和家庭开展性教育

尽管，国际上已经发布了关于性教育的一般标准的文件，但是，不同国家在何处、何时、由谁以及以何种方式开展性教育等问题上的观点并不一致：究竟它只是一项属于家庭的任务，或是一项属于学校的任务；如果在教育机构内开展性教育，它究竟应该是强制性的，还是选择性的，即应家庭的要求来开展；在学校和家庭共同开展性教育是否可取，如果可取，又该如何实施。

最早决定在学校开展性教育的欧洲国家——如瑞典，自1955年开始——之所以做出了这一选择，是因为他们认为，在当前的世界中，开展性教育有利于保证人民的身心健康，有利于减少早期或意外怀孕，有利于减少性病的传播，也有利于消除危险而有害的习俗——如给女孩的阴道插管。这在若干非洲国家和一些西方国家的新移民家庭中依然存在。

多年来，选择在学校开展此类教育的国家（挪威、芬兰、丹麦、法国、德国、奥地利、比利时、荷兰、卢森堡）也逐步增设了情感教育课程。它们有效地提高了年轻人对性别平等和尊重他人的认识。这些国家政府部门的管理者和教育工作者的目标是使每一位处于成长期的青少年都能接受性教育。他们相信，如果把这一任务委托给家庭或其他部门（如民间协会、地方卫生局或教师等），只能覆盖到一部分孩子。

来自家庭以外的第三方可以帮助孩子们了解关于性的知识。通常，在家时，孩子往往出于这样那样的原因不便了解这些知识。

受过训练、敏感程度较高的专业人士讲授性/情感教育课程可以对高中和初中学生起到帮助作用。这些教育工作者可以给孩子提供一般性的概念，澄清他们内心的疑虑，纠正他们头脑中的错误信息并对他们的行为进行指点。专家有办法既让孩子打开心结，又不让他们陷入困境。比如，他们会使用"我的一个朋友……"的标准句式，这就允许孩子可以借他人之名，道出自己的隐情。同时，孩子还可以在匿名的前提下，在纸上写下自己的问题，以"安全地"获得自己想要的答案。

性教育指导方针

在开展性教育的过程中，教师的授课方式、秉持的态度、使用的语言和自身的敏感程度的重要性是毋庸置疑的。

由于授课方式的不同，有的性教育是成功的，它能为孩子们提供当下以及今后一生都受用的知识；有的性教育却是失败的，它会使孩子对那些与性相关的事情产生混淆。性和感情的话题不是"冰冷的"，而是"炽热的"，它与我们每个人，特别是孩子息息相关。

教师必须清楚地了解自己是在为谁授课，要系统考虑孩子的年龄及其背景，要关注他们作为个体和群体的反应。教师应该坚持以人为本，根据授课对象的具体情况决定授课进度，并依循个体之间敏感程度的差异，调整他们所讲授的主题和所使用的语言。

第一阶段（0~4岁）性教育内容

1. 孩子可以理解的信息

（1）身体不同部位的名称（使用孩子的语言）。

（2）基本的卫生守则。

（3）男女之间的差异。

（4）出生前孩子在什么地方。

2. 成年人需为孩子培养的能力

（1）感受和表现出同理心。

（2）区分不同的情绪。

（3）表达需要和欲望。

（4）了解性别差异以及在公共和私人场合的不同行为。

（5）尊重社会文化习俗。

（6）适应生活环境。

3. 孩子需要树立的态度

（1）尊重差异。

（2）积极看待自己的身体。

（3）积极看待自己的身体功能。

（4）尊重他人。

（5）懂得可以用不同的方式来表达自己的情绪。

第二阶段（4~6岁）性教育内容

1. 孩子可以理解的信息

（1）身体的不同部位及其功能。

（2）男女身体和性别的差异。

（3）卫生、怀孕和分娩。

（4）友谊和爱情。

（5）与生殖相关的基本内容。

（6）不同类型的家庭关系（父母、子女、兄弟、姐妹、堂兄弟、表兄弟……）。

（7）可以有不同的情绪，但有些行为是不可接受的。

（8）好的经历和坏的经历。

（9）并非所有成年人都是友善的。

（10）如果不喜欢，可以不同意。

（11）成长的各个阶段。

2．成年人需为孩子培养的能力

（1）认识到男女身体结构的差异。

（2）表达需求和欲望。

（3）固化性别认同。

（4）交流情绪、欲望和需求。

（5）以适当的方式与人交往。

（6）相互尊重。

（7）建立和维护关系。

（8）提出与性有关的问题。

3．孩子需要树立的态度

（1）积极看待自我和自己的身体。

（2）尊重差异。

（3）尊重异性。

（4）羞耻感。

（5）拥有"我的身体属于我"的意识。

第三阶段（6~9岁）性教育内容

1．孩子可以理解的信息

（1）与时俱进的生理变化。

（2）男性和女性的生物学差异。

（3）性别角色。

（4）温情、恋爱、媒体和网上的性爱。

（5）友谊、爱情和色欲之间的差异。

（6）嫉妒、愤怒、侵略等情感的内容。

（7）结婚、离婚、同居。

（8）愉悦和幸福。

（9）不恰当的身体接触。

2．成年人需为孩子培养的能力

（1）掌握身体不同部位及其功能的科学术语。

（2）尊重自己和他人的隐私。

（3）为自己和他人的感情划定界限。

（4）对媒体上性话题泛滥进行反思。

（5）表达和交流情绪、欲望和需求。

（6）管理失望的情绪。

（7）与人沟通和结交朋友。

（8）获取信息和寻求帮助。

（9）在尊重公序良俗的前提下，谈论自身经历、欲望和需求。

3．孩子需要树立的态度

（1）正面看待自己的身体以及自己的性别认同。

（2）视恋爱为合乎情理的事情。

（3）尊重他人。

（4）对自己和他人的身体展现责任感。

第四阶段（9~12岁）性教育内容

1．孩子可以理解的信息

（1）月经、射精、青春发育期的变化。

（2）对生殖系统的认识。

（3）性别认同与生理性别之间的差异。

（4）同性恋。

（5）恋爱、矛盾情绪、不安全感、害怕、嫉妒。

（6）友情、爱情和色欲之间的差异。

（7）令人愉悦和令人不快的关系。

（8）性侵犯的类型以及如何避免。

（9）不想要的经历。

（10）避孕措施。

2．成年人需为孩子培养的能力

（1）使用恰当的术语。

（2）适应青春发育期的变化。

（3）了解月经/射精与生育能力之间的关系。

（4）未来有效的避孕措施。

（5）清楚"现实生活"和媒体中的性行为之间的差异。

（6）表达、识别自己和他人的情绪。

（7）懂得尊重自己和他人之间的界限。

（8）管理自己的需求、欲望和失望。

（9）建立社会联系，构建和维持关系。

（10）当遇到与青春发育期有关的问题，或遇到与他人关系的问题，或遇到可能的诱骗者时，能够向别人寻求帮助和支持。

（11）妥善运用媒体和智能手机。

3．孩子需要树立的态度

（1）理解并接受与青春发育期以及与成长相关的变化。

（2）了解每个人都有自己的成长阶段。

（3）不要为自己的欲望感到愧疚。

（4）尊重他人的隐私。

（5）了解文化和宗教差异。

（6）有风险意识。

第五阶段（12~14岁）性教育内容

1．孩子可以理解的信息

（1）了解身体可能会经历的变化。

（2）月经周期。

（3）早孕及其影响。

（4）生育规划和避孕措施。

（5）无效的避孕措施。

（6）媒体上的美容信息。

（7）性别认同。

（8）同性恋。

（9）自慰。

（10）身体卫生。

（11）传染病。

（12）有意识的决定以及对伴侣的尊重。

2．成年人需为孩子培养的能力

（1）接受青春发育期。

（2）如何采取避孕措施。

（3）如何做出自由和负责任的选择。

（4）认识到现实生活和媒体中的性行为之间的差异。

（5）表达感情和情绪。

（6）必要时寻求帮助和支持。

（7）拒绝或中断不愉快的经历。

（8）识别风险、管理风险。

（9）了解自己和他人的性权利。

3．孩子需要树立的态度

（1）对家长角色、避孕、堕胎和收养有独立见解。

（2）尊重性和性取向的多样性。

（3）认识到性的共同责任。

（4）对性虐待和恋童癖有防范意识。

第六阶段（14岁以后）性教育内容

1．孩子可以理解的信息

（1）生理健康和可资利用的服务。

（2）关于自己的身体和卫生的知识。

（3）性行为对健康和幸福的积极影响。

（4）暴力和变态。

（5）危险的堕胎及其心理影响。

（6）性传播疾病。

（7）青春发育期的心理变化。

（8）生育能力随年龄的变化。

（9）怀孕。

（10）早孕的后果。

（11）无效的避孕措施。

（12）生育和未来规划。

2．成年人需为孩子培养的能力

（1）抵制性侵犯，知道如何保护自己。

（2）寻求帮助和支持。

（3）表达对性别歧视的反对。

（4）拥有辨别媒体的能力：认识到媒体画面与现实之间的差异。

（5）批判地看待美容行业，认识到改变生理特征的潜在风险。

（6）就避孕和怀孕做出明智的决定。

3．孩子需要树立的态度

（1）权利和义务。

（2）批判地看待与身体相关的文化习俗（割礼、毁坏肢体、穿孔等）。

（3）接受身体构造的多样性。

（4）批判地看待不同文化和家庭背景下的两性关系。

（5）认识到在女性伴侣怀孕和分娩期间男性伴侣的积极作用。

（6）认识到在养育孩子的过程中父亲可以发挥的积极影响。